認知症にならないために

NPO法人健康な脳づくり　編著

ゆいぽおと

認知症にならないために

ＮＰＯ法人健康な脳づくり　編著

はじめに

私たちは二本の足で立ち、手を使い、言葉を獲得することで、長い年月をかけて脳を発達させてきました。しかし、今日では科学技術の恩恵を受け日常生活は大変便利になった反面、体を十分に使う機会がどんどん減少しています。交通機関の発達に伴い長時間歩くことが少なくなり、機器の進歩により、力仕事はもちろん簡単な手仕事もしなくなり，手、足の運動量は以前に比べて少なくなってきました。

また、食生活の変革で噛み応えのある食事が減り、それに伴い咀嚼回数は大幅に減少しています。さらに、ケータイ、メールなどの普及で、真の会話、読み、書きをする機会なども大幅に減っています。このような生活スタイルは大変便利ですが、手、口、足を介する「脳」への刺激は減少しているのです。

十～十五歳を過ぎると、脳の神経細胞は一日に十万個死滅するといわれています。脳の神経細胞の死滅は、脳の老化を意味します。しかし、脳の老化には大きな個人差があり、みんなが同様に年齢とともに脳が衰えてくるわけではありません。その証拠に、八十歳や九十歳になってもバイタリティに溢れ、ハツラツと日々を送っている方もいれば、若くても覇気がなく脳の老化が進んでしまっている方もいます。この原因はどこにあるのでしょうか。

脳は体を使うことにより活性化され、神経細胞が死滅していくのを抑えるばかりでなく、神経細胞の再生を促進することが、最近の脳科学研究で判明しています。私たちの手、口、足は感覚神経および運動神経のもっとも豊富な部位です。これは、手、口、足を十分に使えば、脳が活性化されることを意味します。

本「NPO法人健康な脳づくり」では、超少子高齢社会における重要な課題である⑴子供の元気でたくましい成長と、⑵高齢者の健康増進と社会参画を、「脳の活性化」の側面から支援し、社会の発展に寄与することを目的にしています。

その第一弾として、二〇一三年十二月十五日に「脳を健康にする方法を学びませんか？　―いつまでも若く、美しく生きるために―」というタイトルで、市民公開講座を開催しました。

講座は蟹江ぎんさんの娘さん三姉妹（津田千多代さん、佐野百合子さん、蟹江美根代さん）によるトークショー「元気の秘訣」に始まり、櫻井孝氏には「認知症の予防」、久保田競氏に「よく歩きよく走ると元気になる」、西野仁雄氏に「手の運動はこころを開く」、そして小鹿幸生氏に「認知症にならないための生活スタイル」の講演をいただきました。

公開講座は四百八十名を超す市民の参加を得て盛況裏に開催できましたが、「脳の健康」や「認知症の予防」に関するみなさまの興味の大きさに感嘆するとともに、本法人の責任の大きさを痛感させられました。

この記録を残すため本書をここに刊行しました。みなさまの「健康な脳づくり」のお役に立てばこの上ない喜びです。

最後になりましたが、本ＮＰＯ法人の事業の概略を記載します。

1　保健、医療又は福祉の増進を図る活動

2　社会教育の推進を図る活動

3　学術、文化、芸術又はスポーツの振興を図る活動

4　子どもの健全育成を図る活動

具体的には、①出前授業事業　②サイエンスカフェ事業　③学会発表事業　④国際交流事業　⑤他団体との交流事業　⑥出版事業　⑦その他、この法人の目的を達成するた

めに必要な事業に取り組んでいます。どうぞ遠慮なく声をかけてください。
本法人の趣旨に賛同し、共に行動していただける方は、左記のホームページからお申し込みください。

http://www.kennou.org/

二〇一四年度は、小学生を対象とした『脳の鍛え方』――「体を使い脳を活性化しよう」――の定期的セミナーをシリーズで開催しています。

これからも本NPO法人の活動を温かく見守っていただければ幸いです。

「NPO法人健康な脳づくり」副理事長　福井壽男

認知症にならないために　もくじ

国立長寿医療研究センターもの忘れセンター長　櫻井　孝

国際医学技術専門学校副校長　久保田　競

名古屋市立大学名誉教授　西野仁雄

私たちの元気の秘訣

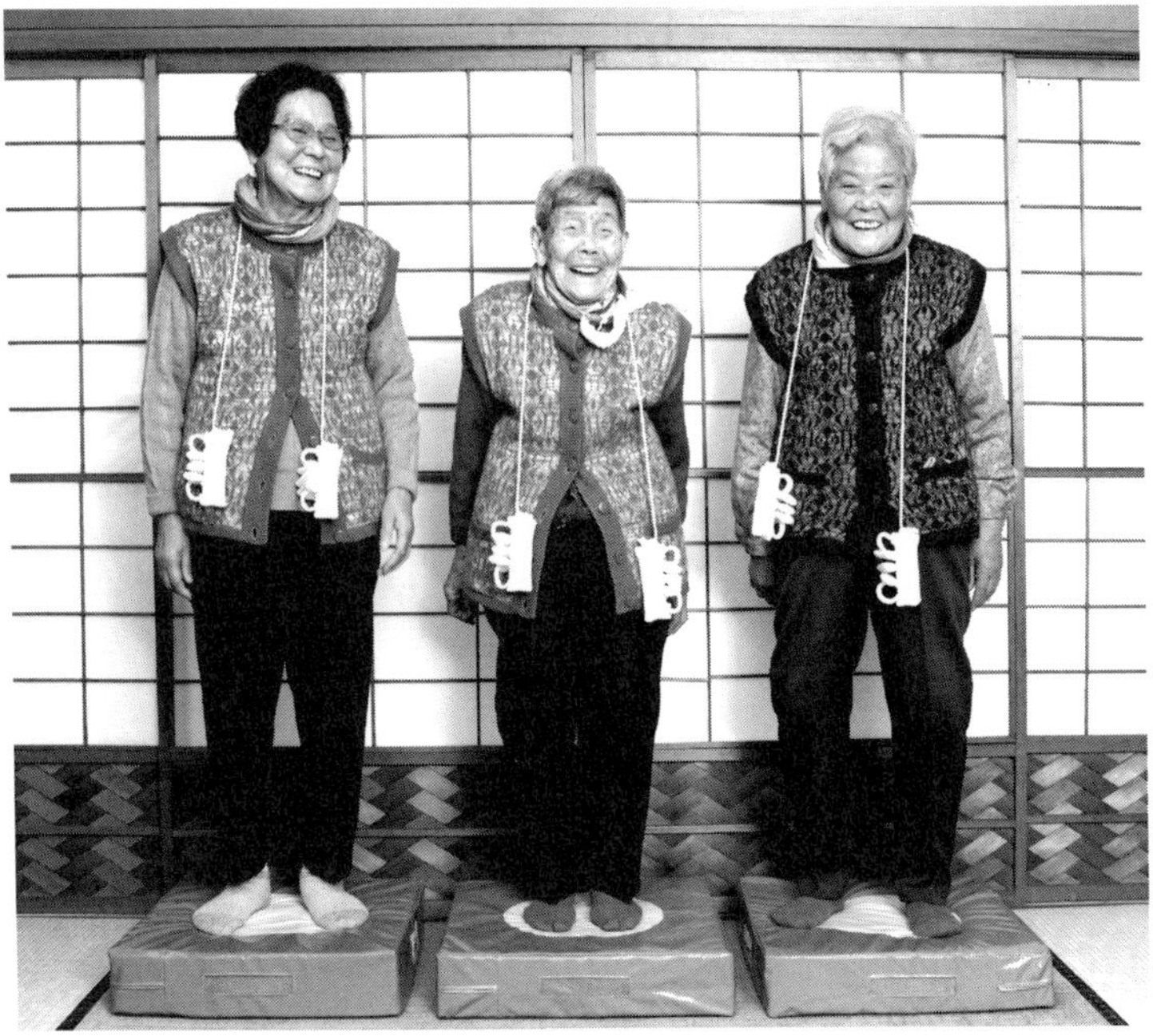

ぎんさんの最後は、私たちのあこがれ

「面白いことが、いっぴゃああったなも。そろそろお迎えがござるだが」

いつものように縁側で娘たちとお茶を飲みながら、空を見上げて蟹江ぎんさんが言いました。翌日から寝込み、五日後、姉妹が集まって「今日のみかんはおいしいなあ」と食べていると、「ううん」とぎんさんの咳ばらいが聞こえました。

「呼んどらっせる。みかんがほしいんだわ」

千多代さん（三女）がみかん二袋の皮をむいて、ぎんさんの口の中にしぼりました。ぎんさんはごくんと飲み込んで、にこっと笑いました。

その晩、酸素マスクの音だけが聞こえて、何か変だなと思い、酸素マスクをはずしてみると、ぎんさんはすでに息をしていませんでした。苦しむことなく静かに逝きました。享年百八。主治医には、「みんなのかがみだね。これがほんとの大往生」とほめられました。二〇〇一年冬のことです。

長寿で話題になるぎんさんの娘さんたち

ぎんさんが亡くなって十年ほどすると、こんどは娘たちの長寿が話題になります。長

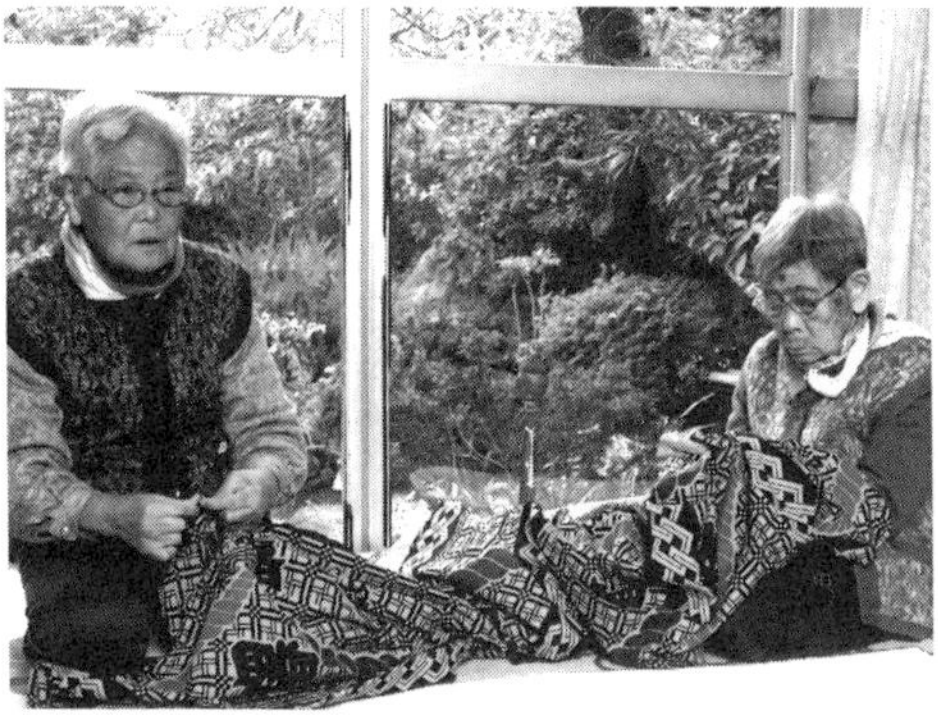

百合子さん（左）は和裁の内職をしていた時期があります。千多代さん（右）にとっては師匠です。

美根代さんは80歳からちぎり絵をはじめました。

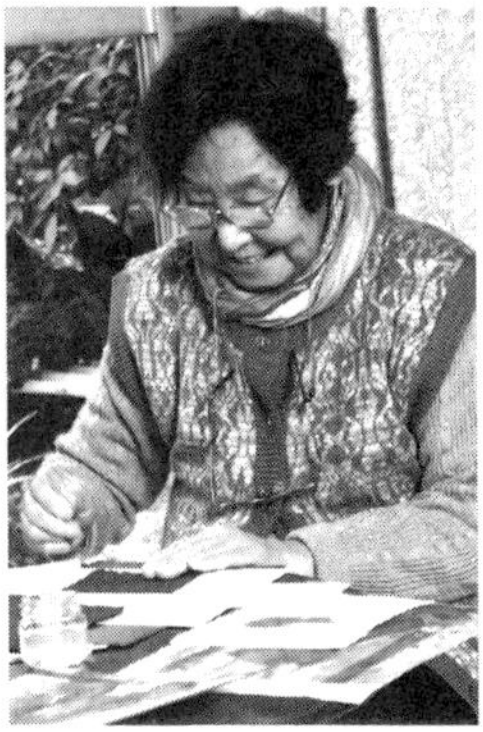

女の年子さん、三女の千多代さん、四女の百合子さん、五女の美根代さんで、四人の平均年齢はなんと九十四歳です。テレビ出演が増え、姉妹が乗りこむ車をさっそうと運転する美根代さんの姿に驚いた方も多いことと思います。テレビの仕事で国会議事堂にも行きました。ふだんからテレビで国会中継を見ている千多代さんは大喜び。予定にはありませんでしたが、衆議院議長の応接室にも招き入れてもらいました。

ご近所で、みんなに「テレビ見たよ」と声をかけられるそうですが、意外にも自分が出ている番組はほとんど見たことがないといいます。

縁側談義

ぎんさんとその娘さんたちの長寿の秘訣を知りたいと、「NPO法人健康な脳づくり」の福井壽男副理事長が、三姉妹の縁側談義に加わりました。

福井　日本の女性の平均寿命をご存知ですか。

三姉妹　さあ……。

福井　八十六歳ですよ。みなさんの平均寿命は九十歳を超えていますね。

千多代　あんたはいくつなの。

福井　何歳に見えますか。

千多代　五十……。

福井　ええっ、若く見てもらってありがとうございます。母が大正七年生まれで午年。千多代さんと同じです。

千多代　なんだ、息子かね。

福井　みなさんお元気ですが、ご長寿の秘訣はなんですか。

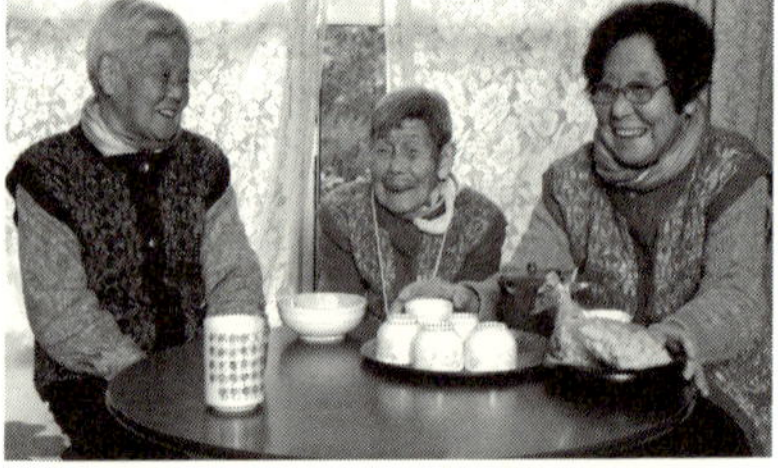

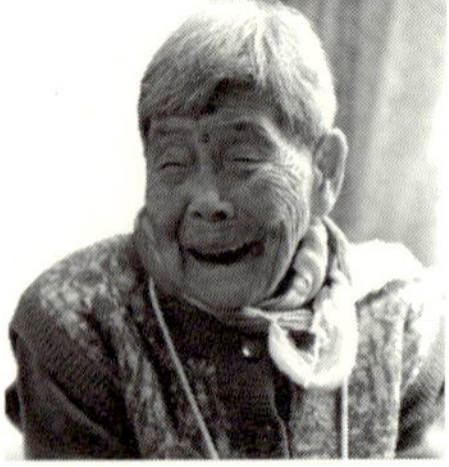

美根代　秘訣はない。すべてが自然。
千多代　腹が立ったら怒るし、楽しいことがあれば笑う。
百合子　できるだけ笑おうとは思っとる。
千多代　どんなことでも面白く考える。笑えば気持ちがいい。
福井　よく笑ってストレスをためないということですね。
美根代　きょうだいで集まって言いたいことを言って、やりたいことをやっている。けんかもするけど、仲はいい。
百合子　きょうだい仲よくは、父の教え。
千多代　父は学校には行っとらんけど、「親にはなれても姉にはなれんで、姉を大事にせよ」と教えられた。
福井　立派なお父さんですね。
　みなさんは今の社会をどう感じていますか。
千多代　こんないい社会はない。死にたない。
福井　そうですか。
千多代　娘のころもよかった。大須に行ったり、万松寺に行っ

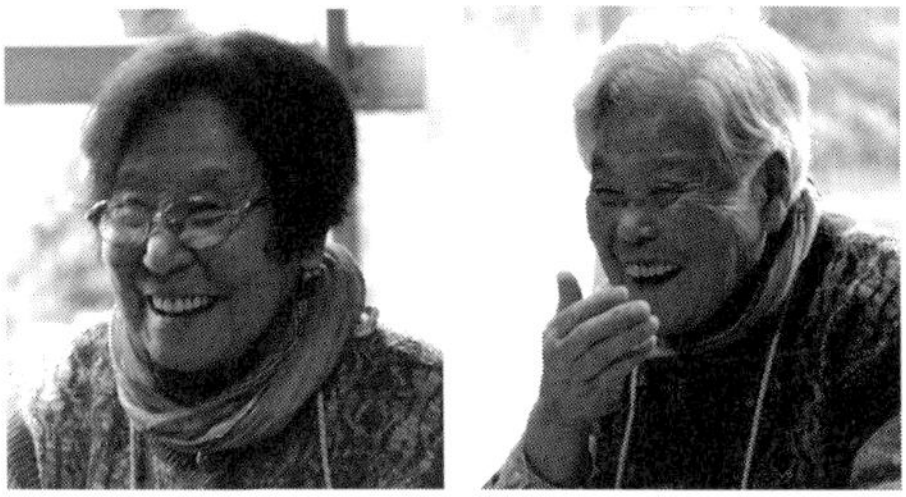

笑い声の絶えない縁側談義
右から
三女千多代さん（95歳）
四女百合子さん（92歳）
五女美根代さん（90歳）

たり。漫才も見に行った。一円で松坂屋に行って買い物ができた。
美根代　私たちは二十歳のころに戦争だった。食べるものはないし、着るものもないし。
百合子　今は生活が派手になった。生活はやりよう。自分の身の丈を考えて節約するのがいちばん。
福井　ところで、みなさんはご自身のことを老人と思っていますか。
三姉妹　思ったことない。
千多代　何歳から老人なのかもわからん。
福井　やっぱりそうでしたか。では、次の世代にメッセージをお願いします。
美根代　自分のことはとことん自分でやる。人に任せると、よけいに年をとってしまう。
百合子　人間は足から弱るというのが母の教え。
千多代　元気で自分の足で歩けば、世間が見える。家で寝ているだけだと天井を見ているだけ。それに、人間は義理人情が大事。義理人情がなくなったらおしまい。
福井　そうですね。ありがとうございました。

認知症の予防

国立長寿医療研究センターもの忘れセンター長　櫻井　孝

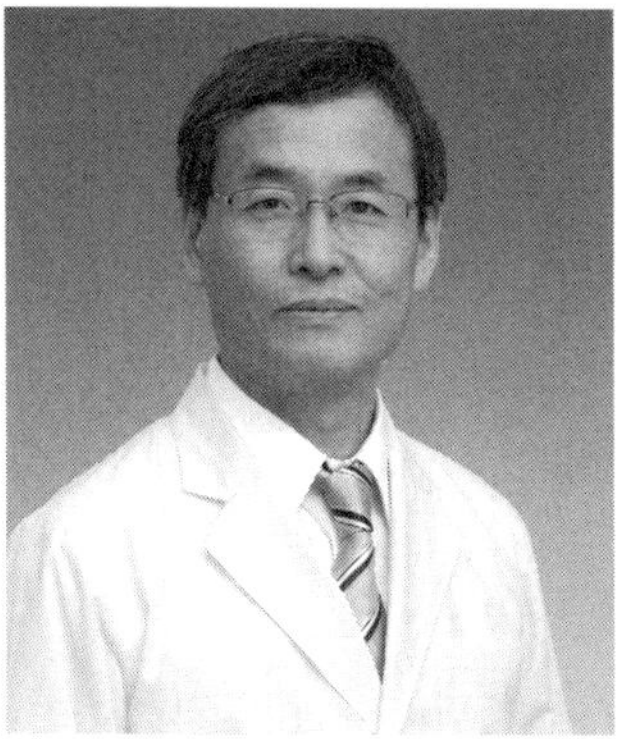

はじめに

わが国は超高齢社会となり、二〇一二年の平均寿命は、女性が八十六・四歳、男性が七十九・九歳に達し、ともに世界最高水準にあります。今後さらに平均寿命の延長傾向は続くとされています。ところが、高齢になっても元気に暮らせる年齢（健康寿命）は、女性で七十三・六歳、男性で七十・四歳にとどまっています。つまり、日常生活に介助が必要な期間（不健康な期間）が、男女とも約十年あることになります（文献1）。これまでの医療は寿命を延長することをめざしてきましたが、今後の目標は健康寿命を延長することです。

健康寿命を損なう原因として、脳卒中、転倒・骨折とならんで認知症があります。高齢者になってもっとも罹りたくない病気の一位が認知症といわれます。脳科学の進歩が止むことはありませんが、それでもなお認知症の進行を完全に止められる薬はありません。いったん認知症が発症すると、記憶、判断力や会話能力にも低下が生じ、日常生活に介助が必要となります。認知症の初期には、患者本人も能力の低下を自覚し、不安や焦燥感に悩まされます。またご家族も、これまでお元気だった親兄弟が混乱する姿を目の当たりにして悲しい気持ちになります。十年前までは、痴ほう症（認知症）は奥座敷に隠すといった社会風潮が色濃くありましたが、今日では認知症に対する考え方も大きく変わりつつあります。「認知症になっても、家で長く暮らしたい」という高齢者の希望を実現するため、わが国では様々な医療や福祉のサービスが充実してきました。しかし一方で、多くの認知症高齢者に先端的な医療やケアを提供することは、わが国の経済状況の負担になっていることも事実です。人口の高齢化、認知症の対策はわが国だけの問題ではなく、世界共通の課題になっています。

認知症対策でもっとも有効な手段は、認知症の予防であることはいうまでもありません。「認知症の予防ってできるの？」と思われる読者も多いと思います。十年前では、研究者の妄想といわれてきました。しかし近年の神経科学の進歩により、認知症予防は現実性を帯びてきました。ぎんさんの娘さん三姉妹や、ヒマラヤ登頂を成し遂げられた三浦雄一郎さんのように、九十歳を超えても、こころも体もお元気な高齢者もおられます。百八歳まで生きられたぎんさんは、健康長寿の超エリートです。しかし、ぎんさんは特別な人間なのでしょうか。健康長寿の高齢者には、共通する秘訣があるのに違いありません。最近の科学は、この秘訣を明らかにしようとしています。今日、認知症は予防できる疾患（「先制医療」といいます）であると、多くの学会で声高くいわれるようになってきました。本稿では、「早期の認知症にどう気づくか」、「どのように認知症を予防するか」について、最近の知見を紹介します。

認知症の頻度

わが国では、高齢者（六十五歳以上人口）の約十五パーセントが認知症と診断されています（二〇一二年で約四百六十万人と推計）（文献2）。さらに認知症の予備群ともいわれる軽度認知障害（Mild cognitive impairment：ＭＣＩ）もほぼ同数存在します。すなわち、全国に約八百万人の認知機能低下をもった高齢者がいることになります。まさに「国民病」です。生涯半数が認知症に罹患するとも推計されており、認知症になってから死ぬか、なる前に死ぬか、まさに究極の選択が現実となっています。認知症は加齢とともに増加し、九十五歳になると八十パーセントの方が認知症と診断されます（図1）。高齢となって認知症に罹患することは、長生きできた証拠でもあるわけです。

認知症とは、軽度認知障害（ＭＣＩ）とは？

はじめに、認知症について説明します（図2）。何らかの脳の障害のために、もの忘れ

図1　年齢別の認知症有病率

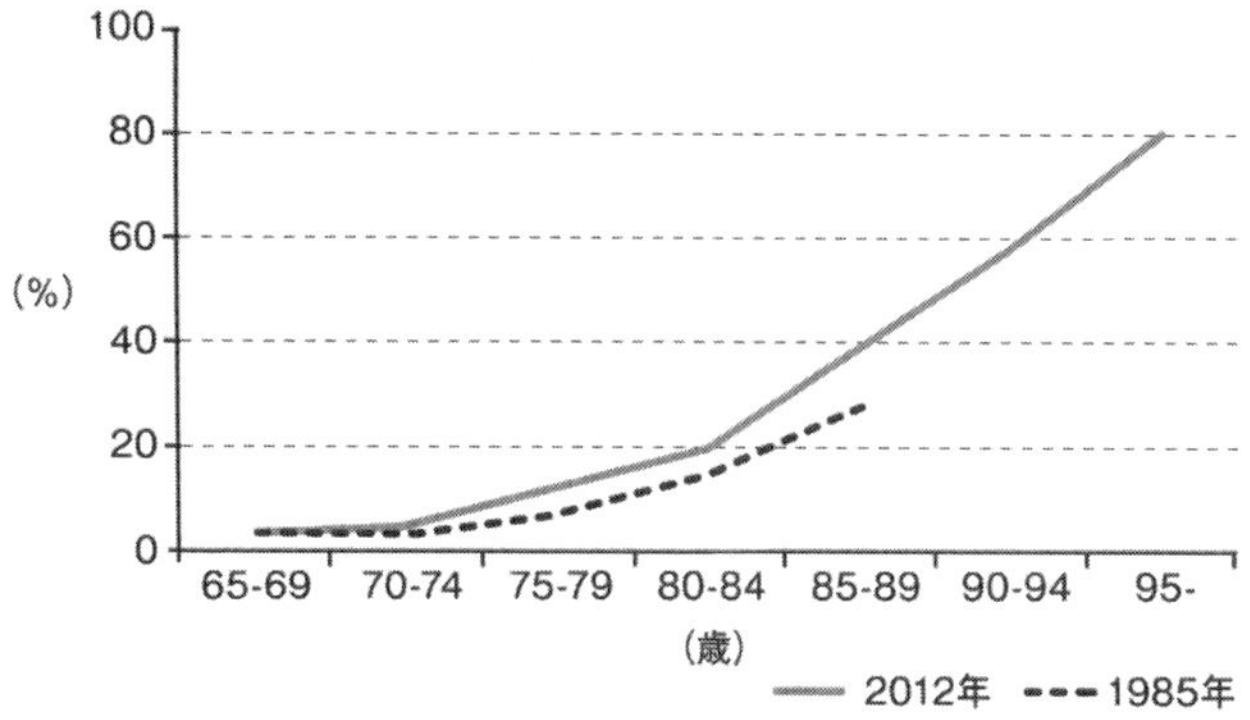

厚生労働省版研究による有病率を国立社会保障・人口問題研究所による高齢者人口（2012 年）に当てはめて推計

図2　認知症とは

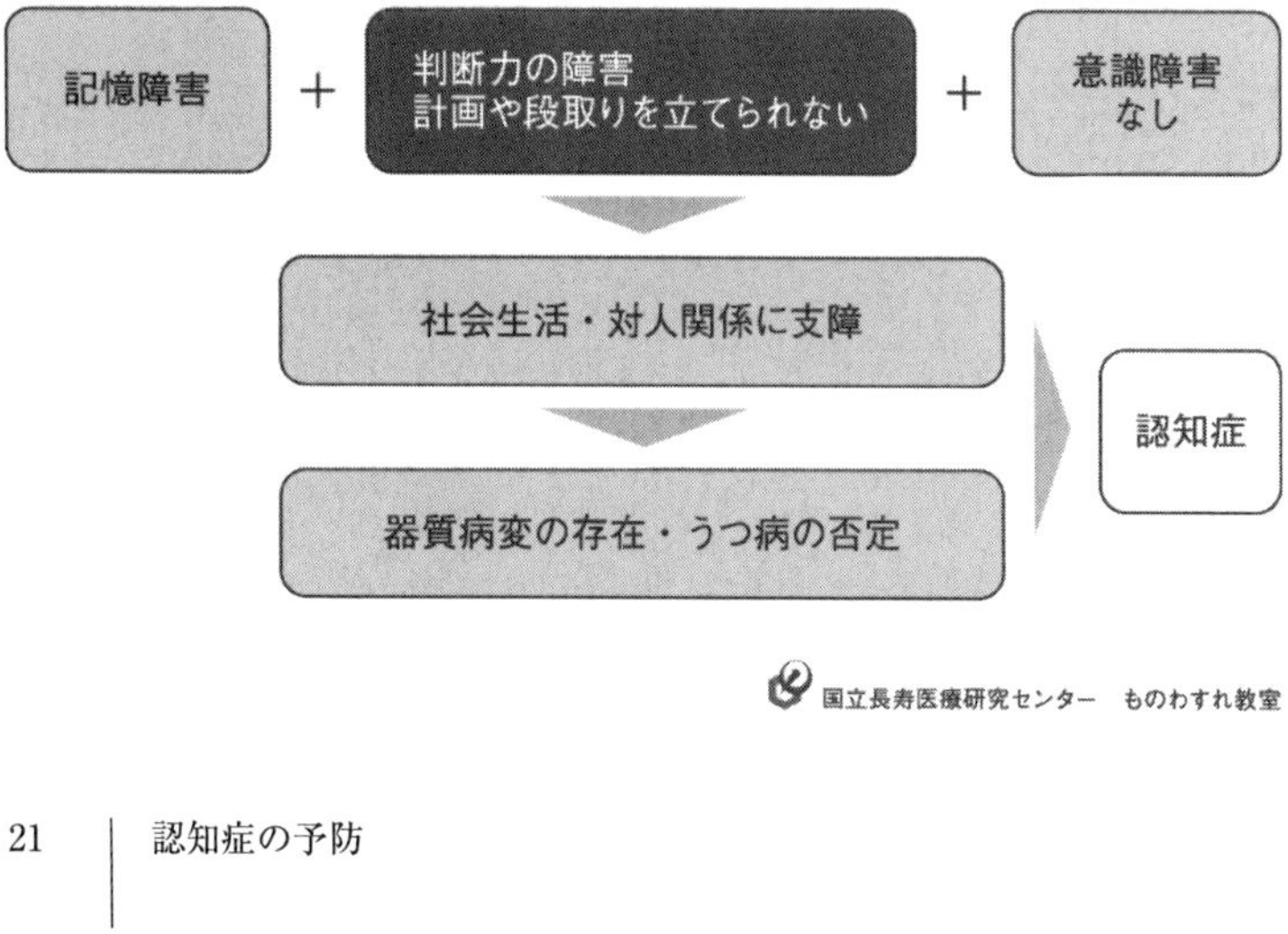

国立長寿医療研究センター　ものわすれ教室

（記憶障害）等の認知機能が持続性に低下して、日常生活や社会生活に不便が生じてきた状態を、認知症と定義します。六十五歳未満で発症した認知症を、若年性認知症と呼びます。うつ病などの精神科的な病気ではないことが診断の前提となります。だれでも加齢により記憶力は低下しますが、記憶障害だけで認知症とはいわないことをご理解ください。

最近、「軽度認知障害（ＭＣＩ）」がテレビや雑誌でよく取り上げられるようになりました。ＭＣＩは、認知症ではないが健常ともいえない、その境界領域にある状態をいいます。記憶障害に本人や家族が気づいていて、詳しい検査でも若干の脳機能の低下は認めるのですが、日常生活はおおむね自立できている状態です。「コレステロールや高血圧のある方は、心筋梗塞になるリスクが高いけれど、今は心筋梗塞ではない」という考え方と同様です。ＭＣＩは将来、認知症に進行する危険性が高いことが問題です。ＭＣＩから認知症に進行する率は、年間あたり約十パーセントであり、五年間で約半数が認知症に進行します（文献３）。逆に、認知障害が正常化する率も約十五パーセントあり、慎重に経過を診ることが必要です。

認知症をきたす病気として、アルツハイマー型認知症（以下、アルツハイマー病）、血管性認知症、レビー小体型認知症など多くの疾患がありますが、ＭＣＩはこれらの疾患の最軽度状態を総合したものです。ＭＣＩでは、認知障害が悪化しないよう、生活習慣病の管理、脳にやさしい生活習慣、活動的な生活により、脳を守っていくことが大切です。

認知症の早期発見――心配なもの忘れとは？――

次にＭＣＩや早期の認知症をどのように発見するかについて述べます。年齢を重ねると、だれもがもの忘れを自覚します。しかしＭＣＩや認知症でみられる記憶障害には特徴があります。「あの女優さんの名前は？」「朝の連続ドラマの番組名は？」など、人物や物の名前を忘れることはあります。そこで、「渡辺謙さんの娘の……」とヒントがあると、「杏さん」と思い当たります。あるいは、「手紙を書いていて、ハサミを取りに二階に上がったのに、二階につくと何を取りに来たのかすっかり忘れてしまう。仕方なく自室に戻り机の上をみると、『ハサミ』と思い出す」という経験は、だれもが持っていると思います。自室には「ハサミが必要」という状況が残っており、ヒントとなるわけです。このように一般的な知識やヒントがあれば思い出すような記憶障害は、多くの場合心配ありません。ただし記憶障害が進行する場合は医療機関に相談する方がよいでしょう。

一方、「自分が経験したことを忘れてしまう」という記憶障害は心配です。たとえば、「高価な品を、いつもの貴重品入れに置いた。しかし大切なものだから、見つからないように布団の奥に仕舞いこんだ」とします。そのあと、布団の中に押し込んだことを忘れてしまうのです。後で気になって、貴重品入れを探すのですが、当然ありません。高価な品を自分で移動させたことを全く覚えていないので、「誰かが盗った」となります。本人のなかでは筋は通っていますが、周囲の人からは迷惑な被害妄想となります。このような「自分が経験したことを忘れる記憶障害（エピソード記憶障害）」は、認知症の早期の症状として要注意です。

国立長寿医療研究センターのもの忘れ外来でも、記憶障害の有無は必ず確認します。しかし、「もの忘れしていますか？」と尋ねても、まったく診断には役立ちません。約半数の高齢者は自身の記憶障害を気にしているからです。そこで私は、エピソード記憶障害の有無を聞き取るために、「最近、どんなニュースが気になりましたか？」と尋ねるようにしています。もの忘れのない方では、「韓国で船が沈没する惨事がありました」、「昨日も広島カープは勝ちました」など、具体的なニュースを複数述べられます。しかし、具体的に答えられない人、あるいは「最近、眼鏡の調子が悪くてテレビを見ていないのです」などの言い訳をされる人（「取り繕い」といいます）では、認知症を疑います。あるいは「今日は病院へ何で来られましたか？」と尋ねることもあります。このとき「電車で来ました」と答えながら、「そうだよね！」と横にいるご家族を振り返り、確認しようとする人もいます。これを「振り返り現象」といい、病的な記憶障害を疑うきっかけになります。

初診外来時の診察室では緊張もあり、「私はもともと物覚えが苦手で……」と恐縮される人もいますが、私たち医師は記憶障害の特徴を診ているのであり、記憶の得意・不得意を診ているのではありません。いつもの調子で答えいただきたいと思います。また記憶障害に関する特徴を、ご家族に日常生活の中で観察していただき、医師に伝えていただくことは、診断にたいへん有用な情報となります。

早期の認知症で生じやすい日常生活の失敗

認知症では、記憶や前頭葉機能（物事を計画して推し進める能力）の低下により、日常生活にも様々な問題が生じます。ＭＣＩでは日常生活はおおむね自立していますが、早期の認知症では、手段的ＡＤＬ【＝日常生活動作】（買い物、料理、内服管理など）

図3　認知症高齢者（軽症）の生活機能

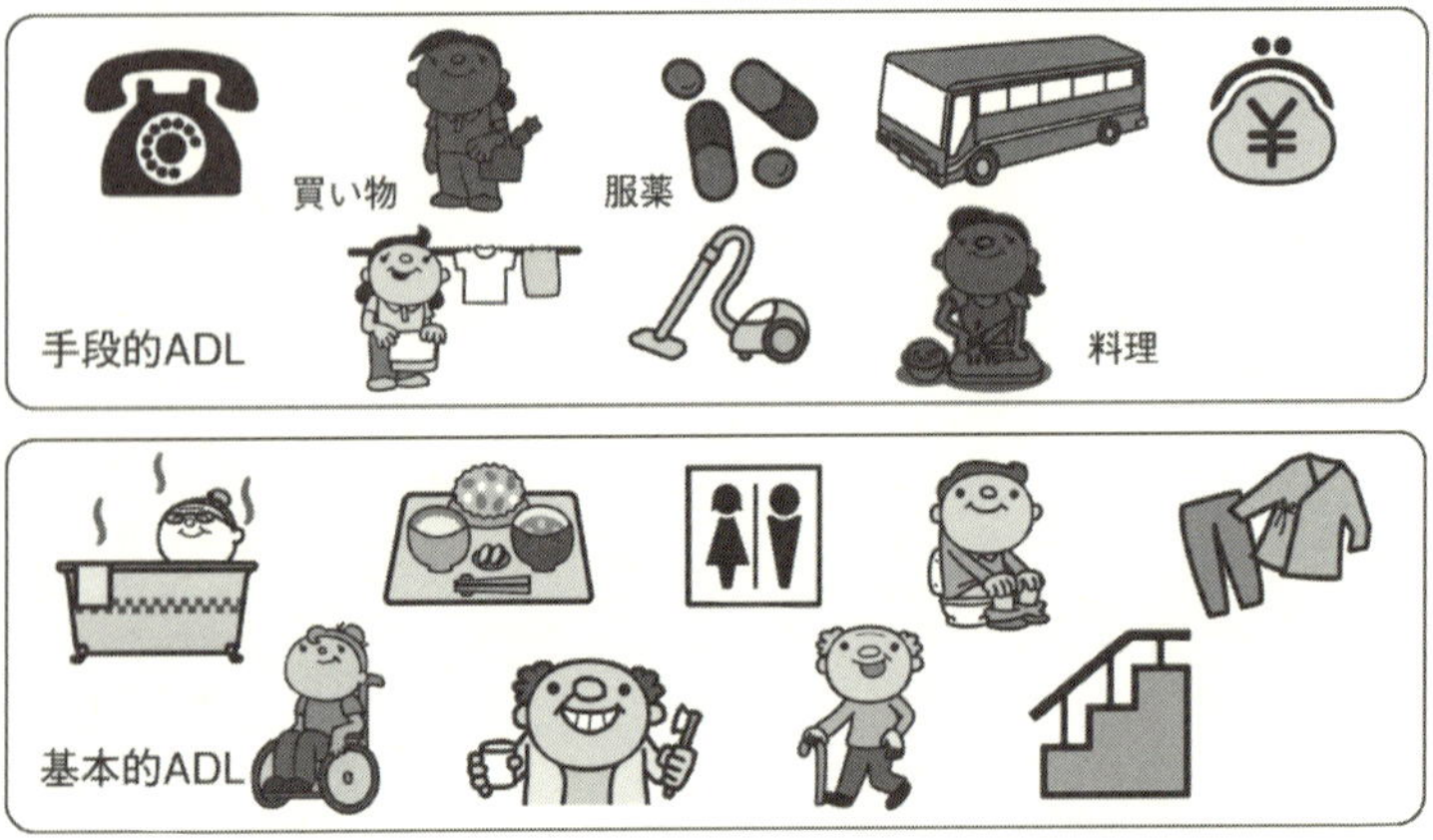

に失敗が生じています（図3）。買い物では、「同じものを何度も買い、冷蔵庫には賞味期限のきれた古い食材がたくさん残っている」、「小銭を使わずいつも紙幣ばかり使うため、財布が硬貨でいっぱい」などがよくみられます。料理では、「同じものを三日続けて作る（メニューのレパートリーが減る）」、「味付けが変わる」、「手順が悪くなり手の込んだ料理をしなくなった」との訴えもあります。「はじめはハンバーグを作ると言っていたのに、できてみるとカレー（別の料理）になっていた」という場合もあります。内服薬管理の失敗（飲み忘れや重複して内服）は、男女ともにみられる頻度の高い症候です。「高血圧の薬をもらっている

が、正しく内服できないので血圧が下がらない。本人には自覚がなく、医師の前では正確に内服していると答える。主治医はさらに薬を増やすので、ますます正しく内服できない」といった悪循環がしばしばみられます。ご家族が家の中を探してみると、タンスいっぱい薬が残っていることも決して珍しくはありません。「女は料理をやめたらいけません」と、ぎんさんの娘さん三姉妹も言われていました。料理は脳を刺激するために、重要なトレーニングです。「七十歳になったら家事は引退」などと言わないで、ご自身のためにもできる範囲の家事は続けていただきたく思います。

アルツハイマー病の脳を知る

ここからは認知症の予防法について述べます。図4には、脳の病気がなく亡くなられた高齢者（A）と、アルツハイマー病で亡くなられた人（B）の脳の断面写真を示しています。アルツハイマー病では神経細胞が減っていくので、脳の体積が減少し、隙間が大きくなります（脳萎縮）。アルツハイマー病の脳の一部を顕微鏡でみた写真が図4Cです。アルツハイマー病では、茶色に染色されている輪状や三角形の異常な構造物が見られます。これらの「脳のしみ」は、老人斑、神経原線維変化と呼ばれ、アルツハイマ

図4　アルツハイマー病の脳

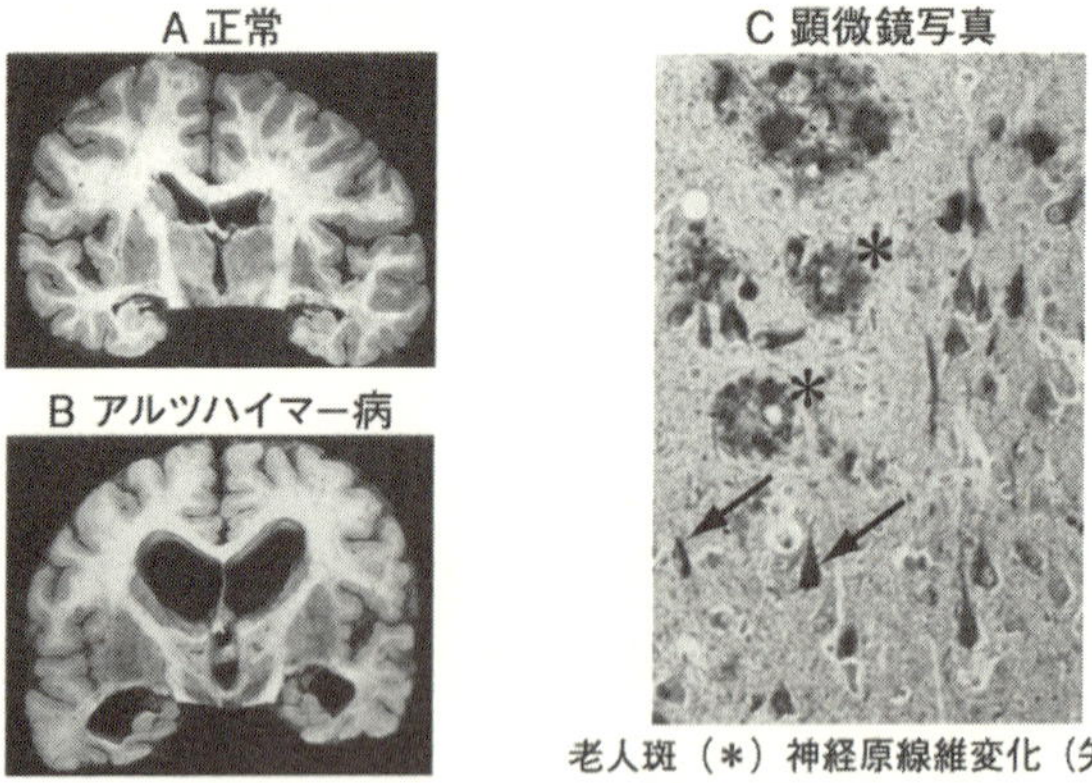

老人斑（＊）神経原線維変化（矢印）

〈原図〉金沢大学　神経内科　山田　正仁 スライドキットから

ー病に特徴的な変化です。

「脳のしみ」を確認できれば、アルツハイマー病と診断が確定します。しかし生前に脳の一部を顕微鏡で見ることは通常できません。老人斑の構成成分はアミロイドとよばれる物質で、アルツハイマー病ではアミロイドが過剰に増えることが、病気の本質です。ところが近年、老人斑に選択的に結合する物質が見つかり、この物質にアイソトープで標識をつける技術が確立しました。ポジトロン断層法（positron emission tomography：ＰＥＴ）の検査をすると、生きながらに老人斑を可視化することが可能になりました。図5（カラーページ）は、アミロイドＰＥＴの実例を示しています。アル

図6　アルツハイマー病の進展過程

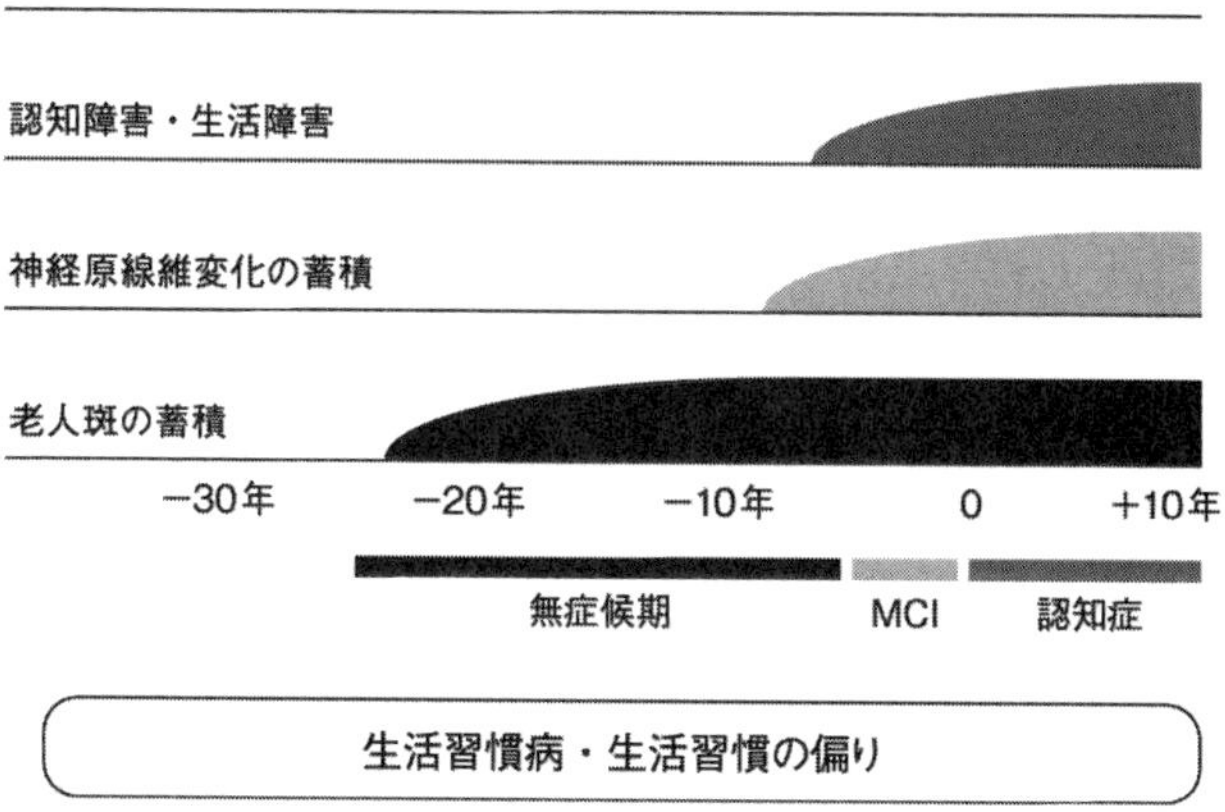

ツハイマー病（下段）では、脳の周囲に赤い点が集簇しており、これが老人斑を示しています。健常者（上段）では、脳の周囲にはほとんど集積がみられません。ＭＣＩでは、中等度に老人斑が確認できます。

ではアルツハイマー病が発症する何年前から脳にアミロイドが沈着しはじめるのでしょうか。記憶や生活機能が低下し、臨床的にアルツハイマー病と診断されるときには、老人斑は十分に蓄積しています（図６）。アルツハイマー病の最軽度状態であるＭＣＩでも、すでにアミロイドが蓄積していることかわかりました。最近の研究では、認知症発症の二十〜三十年前から、脳内ではアルツハイマー病の変化が始まっていることがわかってきました（ダイアン研究）（文献４）。七十五歳で認知症を発症する高齢者では五十歳代から、早い人では四十歳代から、脳の中では病気が始まっているわけです。アルツハイマー病は高齢者に特有の病気で、十年余の経過と考えてきましたが、実際は数十年の経過で、ゆっくり進行する病気であることが明らかになりました。

ところで五十歳～七十歳という世代は、忙しく働き、運動不足や過食から肥満が増加する年齢です。また腹部肥満にともない、高血圧、糖尿病、脂質異常症などの生活習慣病も増加する、いわゆる「メタボ世代」です。図６に示したように、アルツハイマー病が発症する二十～三十年前から脳内の病変は静かに進行しており、この期間は「メタボ世代」に重なります。この期間をどのように過ごすかによって、高齢になって認知症を予防できるのではないかと考えられるようになりました。

認知症の危険因子と抑制因子

認知症の発症に影響する因子として、脳機能を悪化させる因子（促進因子）と脳機能を守る因子（防御因子）があります。促進因子の代表は加齢です。認知症の発症には遺伝的素因が関連することが知られています。一卵性双生児（全く同じ遺伝情報を持っている双生児）では、一方がアルツハイマー病になると、他方が認知症になる可能性が六十〜七十パーセントとされています。つまり認知症の六十〜七十パーセントは、生まれつきの遺伝子型によって決められているのです。しかし逆に考えると、認知症の三十〜四十パーセントは、生まれたあとの環境要因によって、発症あるいは発症時期が決まっているのです。ここに認知症予防の可能性が大きく開けているわけです。

認知症の促進因子として、高血圧、糖尿病といった生活習慣病、うつ病、頭部外傷などが重要です。これらの因子を適正に管理すると、認知症は世界で約半数にまで減少するとの試算もあります。

一方、認知症の防御因子として教育歴が大切です。教育歴が長いと脳の予備能が高められ、アルツハイマー病を合併しても認知症レベルにまで低下するには、より時間がかかる（発症が遅れる）と考えられています。高血圧治療薬により認知症が減少することも報告されています。認知症予防には食習慣が大切で、魚を毎週食べている人には認知症が少ないことがわかっています。アルコールは全く飲まない人より、少し飲む人のほうが、脳機能は良好に維持されます。「酒は百薬の長」たる由縁です。また運動はアルツハイマー病予防に有効です。中年期から認知症の危険因子を是正し、防御因子を生活に組み込むことで、認知症の多くは予防できるのではないかと期待されています。次項でもう少し詳しくみていきましょう。

生活習慣病と認知症

生活習慣病を適正に治療することで、認知症が予防できる可能性を示す研究報告は多くあります（文献5）。個々の研究結果は必ずしも同じではありませんが、多くの研究結果を統合して吟味し、そこから共通の結論を導くことができます。コクランレビュー（Cochrane Review）は、世界でもっとも権威ある研究評価機構です。本項ではコクランレビューを基本として、生活習慣病と認知症との関連を紹介します。ただしコクランレビューに漏れているからといって、間違いと考えてはいけません。どんなに重要な報告でも、新しい発見にはいつもデータの蓄積などないからです。

認知症を予防する方法として、高血圧治療は有望です。中年期の高血圧は、高齢になって認知症リスクを高めることは確実です。さらに高血圧治療により認知症の発症が減少することもわかってきました。ヨーロッパで六十歳以上の高齢者を六年間追跡した研究（Syst-Eur）は、高血圧の治療により血管性認知症（脳梗塞や脳出血により生じる認

図7　認知症にかかわる環境因子

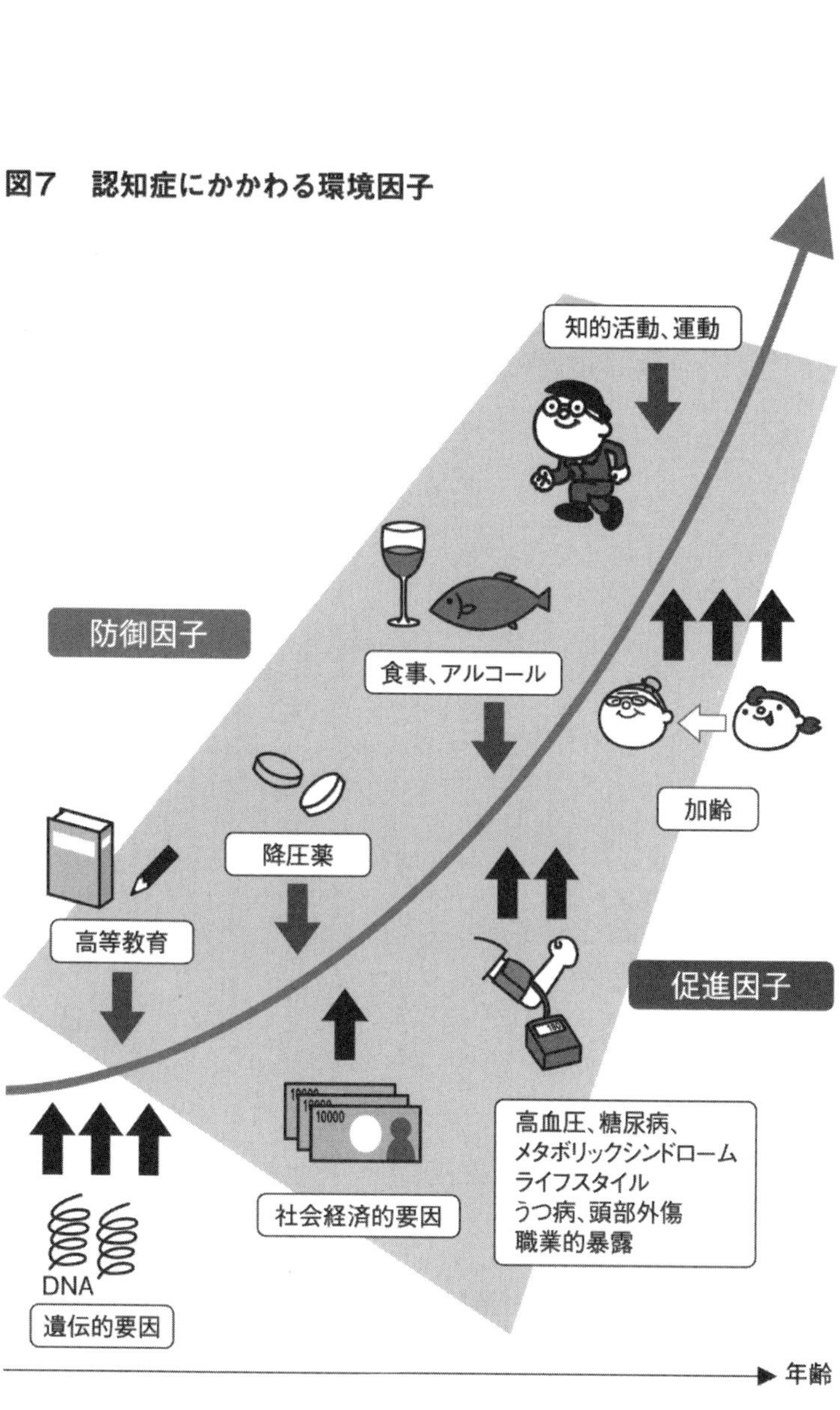

知症）が半減し、アルツハイマー病が六割も減少したことを初めて報告しました。高血圧の薬がアルツハイマー病を予防したことは、驚きをもって世界中を駆け巡りました。高血圧と認知症予防に関する代表的な五つの研究では、認知症の予防効果を示さないものもありました。しかしこれらの研究を取りまとめた解析（メタ解析）では、降圧薬による治療は、認知症の発症を十パーセント低下させることが示されています。降圧薬としては、カルシウム拮抗薬、アンジオテンシン変換酵素阻害薬、アンジオテンシンⅡ受容体拮抗薬で効果が期待できます。

四十歳～七十四歳の日本人のうち、男性で約六割、女性は約四割が高血圧といわれています。高血圧治療により認知症の発症を十パーセント予防できることは、たいへん大きな意味を持っています。高血圧は高齢になって認知症を併発する疾患であり、中年期から適正な管理を行うことが大切です。

糖尿病の治療も認知症予防に期待されています。糖尿病では認知症が約二倍多く、血管性認知症に加え、アルツハイマー病の発症リスクが高まります。糖尿病の予備軍（耐糖能異常）でも、アルツハイマー病が増加します。糖尿病の高血糖、低血糖や脳血管障害が認知症の誘因と考えられますが、血糖を低下させるホルモンであるインスリンそのものがアルツハイマー病の発症に関連するとの報告もあります。

最近、糖尿病を中年期から厳格に治療されていた者では、認知症の発症が少ないとの報告がみられます。高齢者の糖尿病治療では、やや穏やかな管理（HbA1c 7.2~7.6%）が、認知症予防効果がもっとも高いと報告されています。高齢者では低血糖をきたさないことが大切です（文献6）。

メタボリックシンドロームは、腹部肥満を背景に、高血圧や糖尿病、脂質異常の病態を複合合併した状態です。中年期のメタボリックシンドロームも、高齢になってアルツハイマー病や血管性認知症のリスクとなることがわかっています。一方、脂質異常症（高コレステロール血症）と認知症との関連は不明です。

では肥満と認知症はどうでしょうか？　結論からいうと、肥満が認知症のリスクとなるかは、いまだ結論に至っていません。ただし高度の肥満（BMI>30 kg/m^2）が二十年~三十年以上続くと、認知症の危険性が高まると報告されています。

まとめると、中年期の高血圧、糖尿病、メタボリックシンドローム、肥満は、厳格に治療すべきです。一方、高齢者の健康状態は多様性が高く、個別に治療目標を考えることが大切です。血圧や血糖も、少し穏やかな治療が良いと考えられます。近年「アンチエイジング」という言葉が広まっていますが、年齢に逆行して見た目の若さをもとめるイメージがあります。むしろ年齢を自然に受け止め、健康長寿を達成することが重要です。認知症は予防できる疾患（先制医療）であり、そのために生活習慣病の適正な管理は見逃せないポイントです。

脳を守る食習慣

食は生きる糧であり、単に栄養を摂るだけでなく、精神的な安定をもたらします。ぎんさんの娘さん三姉妹は、「食事は何でも食べます」とおっしゃっていました。それではどんな食事が良いのでしょうか。脳を守る食品として、魚脂、抗酸化作用の高い野菜や果物（ポリフェノール）、豆類（フラボノイド）、ビタミン、微量元素などが古くから注目されてきました。しかし、認知症予防の視点からは、単一の栄養素または複数の栄養素（総合ビタミン剤など）を大量に摂取しても、認知症を予防できるとの証拠はありません。栄養素は食品からバランスよく摂取するのが基本です。

老化に、活性酸素、酸化物質がかかわることは広く知られています。動物を使った実験レベルでは、抗酸化ビタミン（ベータカロテン＝ビタミンA、ビタミンC、ビタミン

E）は、細胞の老化を抑制することは証明されています。しかし人ではビタミンEを大量に摂取しても、脳保護作用は認められませんでした。逆に、脂溶性ビタミンであるビタミンAとビタミンEは、単独で大量に摂取すると、がんや心筋梗塞を含めた死亡率が高まるため禁忌とされています。

アミノ酸の一種であるホモシステインが血液中に増加すると、動脈硬化や認知症、アルツハイマー病が増えるとの報告があります。野菜などに多く含まれるビタミンB群（B6、B12、葉酸）は、ホモシステインの分解を促進して血液濃度を減少させます。食事から葉酸を多く摂取している人は、アルツハイマー病のリスクが半減することが示されています。野菜や果物が認知機能低下を防ぐとの研究は数多くありますが、逆に否定する報告はありません。とくに野菜の認知症予防効果には期待できます。

ビタミンDは、血液のカルシウムを高めるホルモンで、骨や筋肉を健康に保つことに重要です。最近、アルツハイマー病やパーキンソン病で、ビタミンDが低下していることが明らかになりました。しかしビタミンDを多く摂取することで認知症が予防できるかについては、現在のところ不明です。ビタミンDは魚に多く含まれています。

脳は脂肪の多い臓器であり、神経細胞膜の構成成分となる良質な脂質を摂取することが大切です。魚脂や植物油の一部である、ドコサヘキサエン酸（DHA）、エイコサペンタエン酸（EPA）、リノレン酸には血液サラサラ効果があることは、ご存じの方も多いと思います。DHA、EPAは魚に多く、リノレン酸、オレイン酸は、シソ油、エゴマ油、オリーブ油に多く含まれます。魚の摂取がアルツハイマー病を予防するという研究が多くの国から出ています。認知症予防には、肉ばかりでなく、魚を豊富に摂る食生活がお薦めです。

そこで認知症予防に注目されている料理が地中海食です。地中海食は日本人には馴染みがありませんが、フランス料理やイタリア料理のような豪華な食事ではありません。ローマ時代から、地中海沿岸地域で引き継がれてきた郷土料理です。基本はパン、パスタなどの穀類ですが、赤、黄、緑といった色彩豊かな野菜や果物がたっぷりです。新鮮な魚や貝類も多く、豆やナッツも食べます。また食卓にはオリーブ油が常に置かれていて、様々な料理に使われます。さらにポリフェノールの豊富なワインが付いています。このように地中海食は脳にやさしい成分を豊富に含んだ食事といえます。

わが国でも、健康ブームにのって赤ワインがよく飲まれています。しかし地中海食の研究では、赤ワインとは限定していません。白ワインでも良いのですが、ワインに含まれるポリフェノールが、赤ワインのほうが四倍ほど高いことで注目されているのです。バランスの良い食事という意味では、日本食にも認知症予防効果が期待できそうですが、まだ明確な報告はありません。

地中海食以外にも、カレーが良いとの報告があります（文献5）。香辛料の成分のクルクミンという物質が、強い抗酸化作用を持っています。カレーをよく食べるインド人では、アメリカ人に比べてアルツハイマー病が約三分の一であるとの報告もあります。クルクミンはウコンにもたくさん含まれています。また緑茶、コーヒーにも、認知症予防効果が指摘されています。

どのくらい食べる?

ここではカロリー制限と体重について解説します。現在、老化のスピードを抑制できる唯一の方法が、カロリー制限です。高カロリーの食事がアルツハイマー病のリスクを上げるとの報告もあります。しかし高齢者では、ダイエットにはげむあまり、栄養障害（やせ）にならないことを強調したいと思います。

中年期ではメタボリックシンドロームを抑える食生活が望ましく、厳格に生活習慣病を管理することが重要です。しかし高齢者では、低栄養は生命予後にも悪く働きます。中年期では、ＢＭＩ 22kg/m^{2}がもっとも死亡リスクが低く、肥満は動脈硬化のリスクとなります。しかし高齢者では、肥満があっても動脈硬化のリスクは若年者に比べて軽減されることが知られています。欧米の研究では、五十〜八十歳の高齢者で、男性はＢＭＩ 28.2kg/m^2、女性は 27.1kg/m^{2}で動脈硬化のリスクがもっとも低いとされています。

加齢による衰弱では、主に脳から弱る人と、足から弱る人に分かれます。脳の機能低下が認知症やうつです。後者では最終的に寝たきりになりますが、その途中にフレイル（虚弱）という状態があります。フレイルとは、日常生活動作が障害されない程度の状態（健常でもないが要介護ではない）です。筋力が落ち、歩行速度が低下し、生活の活動性が低下し、気力の低下、体重減少などを複合的に持つ場合にフレイルと診断します。フレイルとＢＭＩとの関連をみると、20kg/m^{2}以下、30kg/m^{2}以上でリスクが上がると報告されています。つまりやせは、強い肥満と同じように、寝たきりや死亡のリスクを高めるのです（文献８）。欧米人と日本人の体格は同一には考えられませんが、高齢者では「やや小太り」が元気で長生きの秘訣です。健康寿命の延長を得るためには、フレイルを避けることが大切で、しっかり食べて、よく運動して、筋肉を維持することがポイントです。

運動の効果

運動（身体活動）が、認知症予防に有効であることは確認されています。多くの研究をまとめたメタ解析でも、身体機能が高い高齢者では、認知機能の低下が約四十パーセントも減少することが報告されています（文献9）。運動の程度が強いほど、その効果は大きいとされます。運動量としては、一日三十〜五十分程度の歩行が適当と考えられています。

また中年期にフィットネス（心肺・運動機能）を高めておくと、高齢期になって認知症を予防できることもわかっています。中年期に身体能力を高めておくと、二十年〜三十年後に報われることになります。つまり中年期から高齢期を通して、運動は認知症予防に有効であるといえます。今日からでも運動習慣を心がけてください。

国立長寿医療研究センターの鈴木・島田らは、MCIと診断された高齢者に、頭（コグニション）と運動（エクササイズ）を同時に刺激する予防プログラム（コグニサイズ）を開発しました（文献10）。たとえば、足踏みして数を数え、三の倍数で手を叩く、歩きながら詩を詠むといった方法です。コグニサイズを行った高齢者では、脳機能の低下が抑制されることが確認されました。さらに脳萎縮も改善することが報告されています。MCIは認知症への進展のリスクが高く、高齢者にとっては不安の種になります。コグニサイズが認知症予防に有効であることは、たいへん勇気づけられる情報です。

◇よくある質問

Q1　赤ワインを飲んでいますが、どのくらいの量が適当でしょうか？　ビールはだめですか？

A　地中海食などの海外の報告では、一日500ccまでとされています。日本人のデータはありませんが、体格も違いますので、日本人ではワイングラスに一～二杯程度と思われます。ビールや蒸留酒（焼酎やウイスキー）の認知症予防効果ははっきりしません。なにより過飲酒は逆効果ですので、くれぐれもご注意ください。

Q2　教育歴が高い人は認知症になりにくいのですか？

A　教育歴が高いと、認知症が少ないことは確認されています。前記のように、若い頃から脳の予備能を高めている人は、認知症になりにくいのです。しかし、いったん認知症を発症すると、急激に進行することが知られています。教育歴の高い人では、すでに脳の代償機能を使い果たしており、ある一線を超えて能力が低下すると、一気に落ちこむためと考えられています。

「若いころの教育歴が大切と言われても、すでに高齢者であり手遅れですか」と、よく質問されます。しかし、学習機会に遅いということは決してありません。高齢者になっても脳を刺激して鍛えておくことが大切です。

Q3　タバコはいけませんか？

A　タバコは何も良いことはありません。やめてください。

Q4　銀杏の葉エキスを飲んでいるのですが、続けて内服して良いでしょうか？

A　銀杏のエキスは、海外では規格化されている国があります。また漢方薬としても古くから使われてきました。銀杏の葉エキスには多種類のポリフェノールが含まれていて、強い抗酸化作用があります。「私の銀杏はドイツから輸入しているので大丈夫」

と言って内服されている人もいます。しかし、わが国では医薬品ではなく食品として扱われています。
　銀杏の葉エキスが認知症の治療に有効とするもの、無効とするもの、逆に有害とするものなど、一定の結論には至っていません。しかし、認知症の発症を予防したとする報告はありません。海外から輸入された、責任を持たれない薬品を服用することには常に危険が伴います。少なくとも認知症予防のために、銀杏の葉エキスを長期に服用することはお薦めしません。

Q5　膝が痛くて歩けません。どうすればいいですか？

A　高齢者では、膝や腰の痛みのほかにも、心臓や肺の病気で運動が制限される人は多くおられます。主治医の先生に、どの程度まで運動が可能か、必ず確認してから運動を始めてください。運動の種類は、歩行などの有酸素運動だけではなく、レジスタント運動（筋トレ）もあり、認知症予防の効果も認められています。太極拳などのバランス運動にも期待されています。長い距離を歩くことが難しい場合は、チェアー体操などを含めた複合的な身体活動を行うと良いでしょう。

Q6　一人暮らしですが、どのような生活を送るべきですか？

A　活動的なライフスタイルが認知症を予防すること、余暇活動や趣味などが活発で、前向きな人は認知症の発症が少ないことが知られています。「家に閉じこもって、昼間からテレビの前でウトウト」という生活はいけません。ぎんさんの娘さん三姉妹も言われているように、「何でもできることは自分でやっています」という活動的なライフスタイルが重要です。

まとめ

「わが国では認知症は増加の一途をたどっている」と冒頭で紹介しました。しかし最近、認知症は減少しているのではないかという研究が、アメリカ、欧州など医療先進国から報告されるようになりました。その原因として、教育環境が改善したことに加えて、動脈硬化リスクが減少したこと（生活習慣病の治療）、健康的なライフスタイルが普及したことが挙げられています。まさに高齢者への福音です。わが国は世界でも有数の医療先進国であり、今後は認知症が減少するかもしれません。少なくとも私は、認知症を半減できると信じています。ぎんさんの娘さん三姉妹のように、体もこころもお元気で過ごしていただくよう、生活習慣病の治療、脳を守る食習慣や運動を心がけてください。

参考文献

1　平均寿命と健康寿命をみる　厚生労働省ホームページ（２０１４年5月6日）
http://www.mhlw.go.jp/bunya/kenkou/dl/chiiki-gyousei_03_02.pdf

2　朝田　隆　都市部における認知症有病率と認知症の生活機能障害への対応
厚生労働科学研究データベース201218011A（２０１４年5月19日）
http://mhlw-grants.niph.go.jp/niph/search/NIDD00.do?resrchNum=201218011A

3　軽度認知障害mild cognitive impairment (MCI)の疫学　認知症疾患治療ガイドライン2010
日本神経学会監修「認知症疾患治療ガイドライン」作成合同委員会編　医学書院　193-194.

4　Bateman RJ, Xiong C, Benzinger TL, et al. Dominantly Inherited Alzheimer Network. Clinical and biomarker changes in dominantly inherited Alzheimer's disease. N Engl J Med. 367:795-804, 2012

5　山口晴保　読めば納得！認知症予防　第2版　協同医書出版社　2014

6 高齢者の糖尿病　科学的根拠に基づく糖尿病診療ガイドライン2013　日本糖尿病学会編　南江堂　245 - 261

7 認知症なんでも相談室　鳥羽研二監修　国立長寿医療研究センター編　メジカルビュー社　2014

8 Zajacova A. Shape of the BMI-mortality association by cause of death using generalized additive models:NHIS 1986-2002. Population Studies Center Research Report 08-639. University of Michigan, Institute for Social Research; June, 2008

9 Sofi F1, Valecchi D, Bacci D, et al. Physical activity and risk of cognitive decline: a meta-analysis of prospective studies. J Intern Med. 269:107-17, 2011.

10 Suzuki T1, Shimada H, Makizako H, et al. A randomized controlled trial of multicomponent exercise in older adults with mild cognitive impairment. PLoS One. 8(4):e61483, 2013

図5　アミロイドPET（本文28ページ）

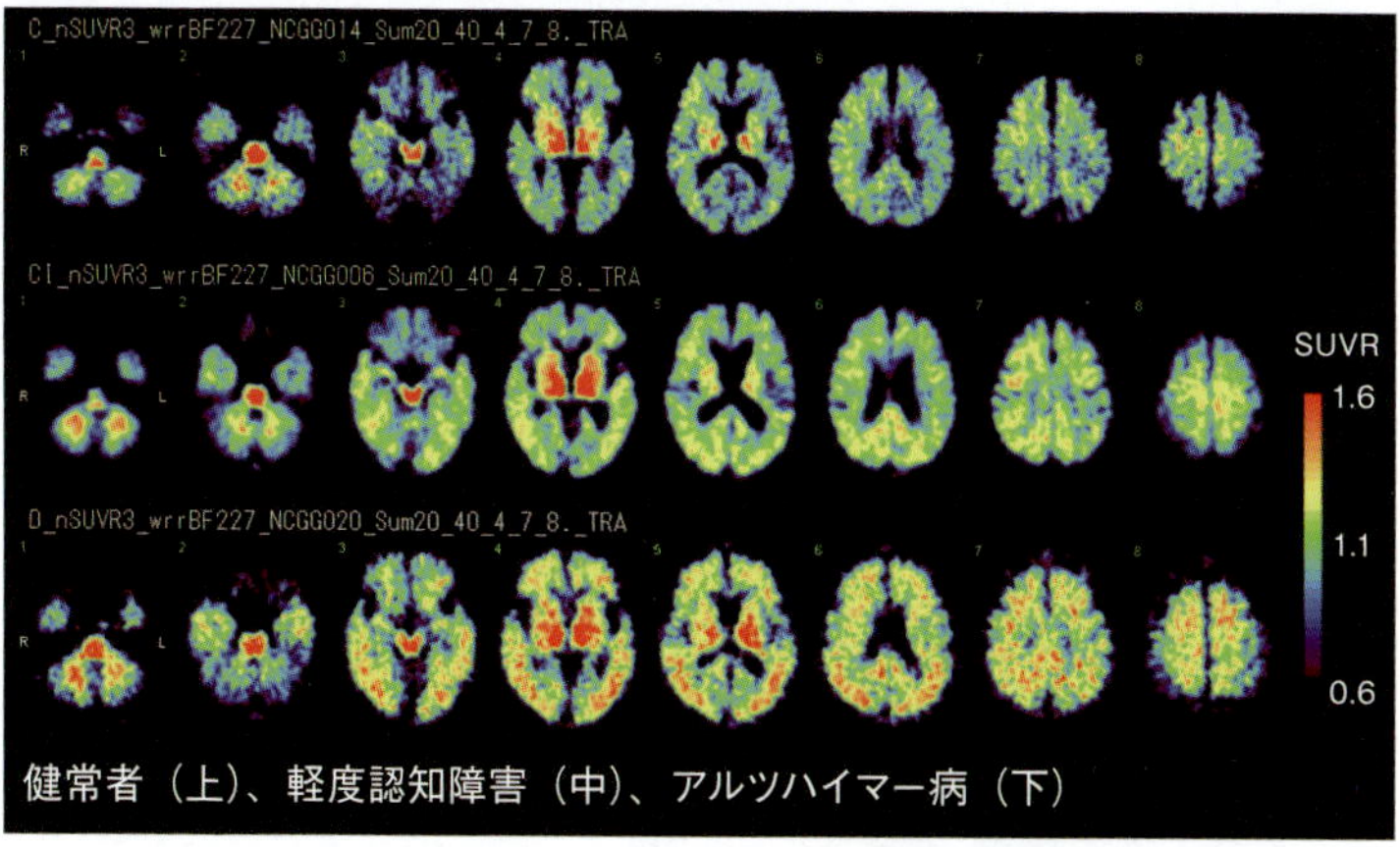

（原図）　国立長寿医療研究センター　伊藤健吾

図2　歩行と足の運動野（本文55ページ）

歩くと左右の足の運動野が働く

近赤外線スペクトロスコピートポグラフィー研究

酸化ヘモグロビン

と

還元ヘモグロビン

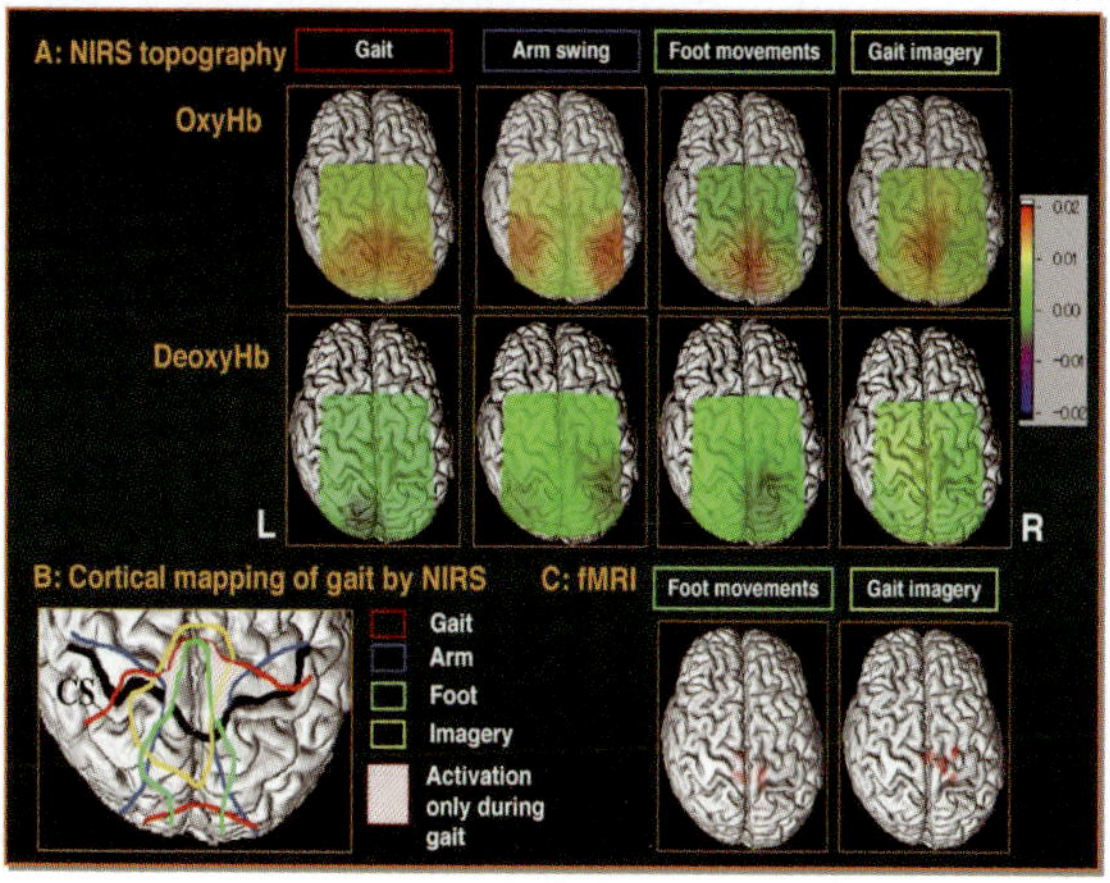

Miyai I, et al. NeuroImage 2001;14:1186-92.

図３　J-P クッション上での足踏みの効果（本文86ページ）

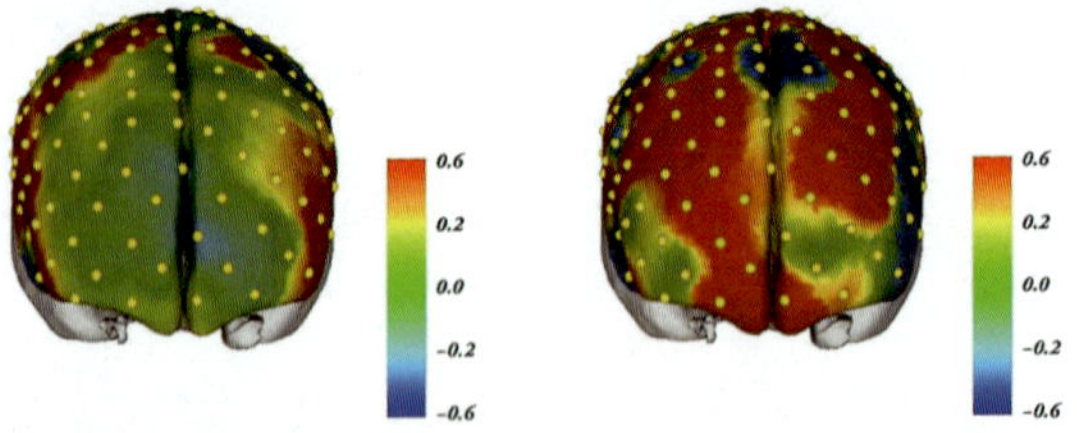

図４　高反発力クッショングリップの着用効果（本文90ページ）

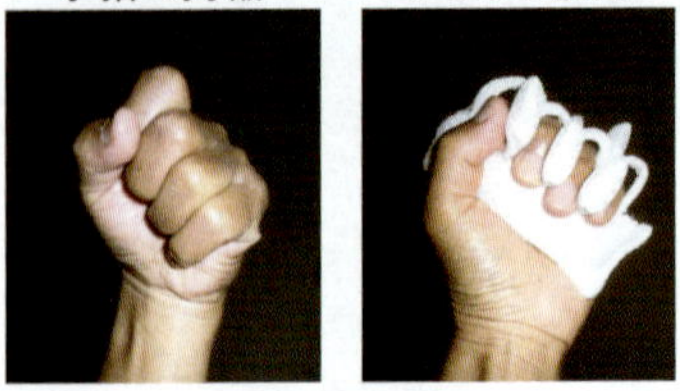

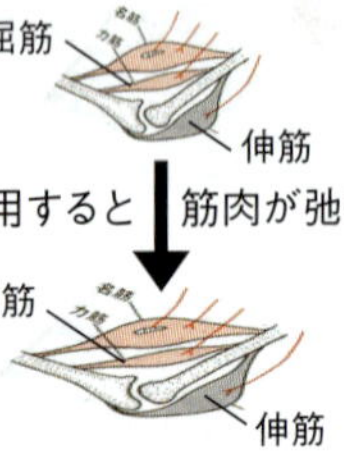

グリップの着用によって手指が開き、関節が緩み、手掌の感染症が消失した

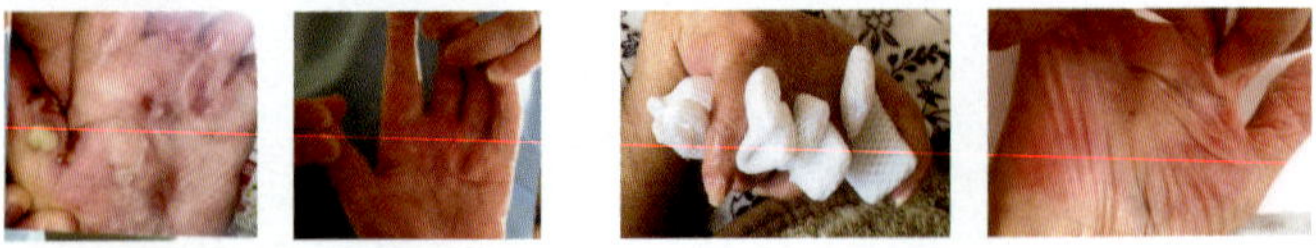

図６　脳血流変化（NIRS）（本文92ページ）

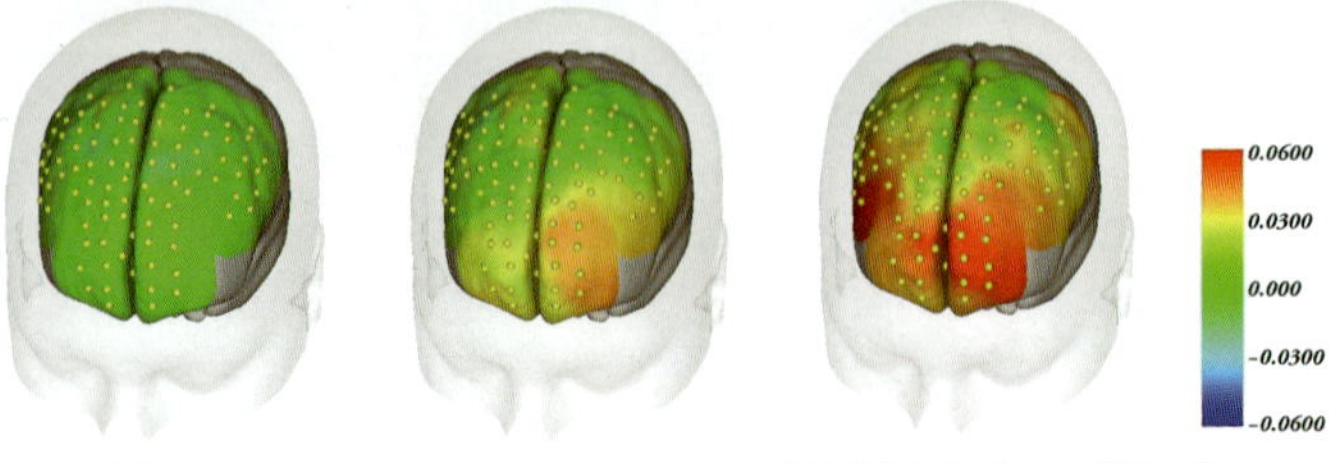

よく歩きよく走ると、脳が活性化され元気になる

国際医学技術専門学校副校長　久保田　競

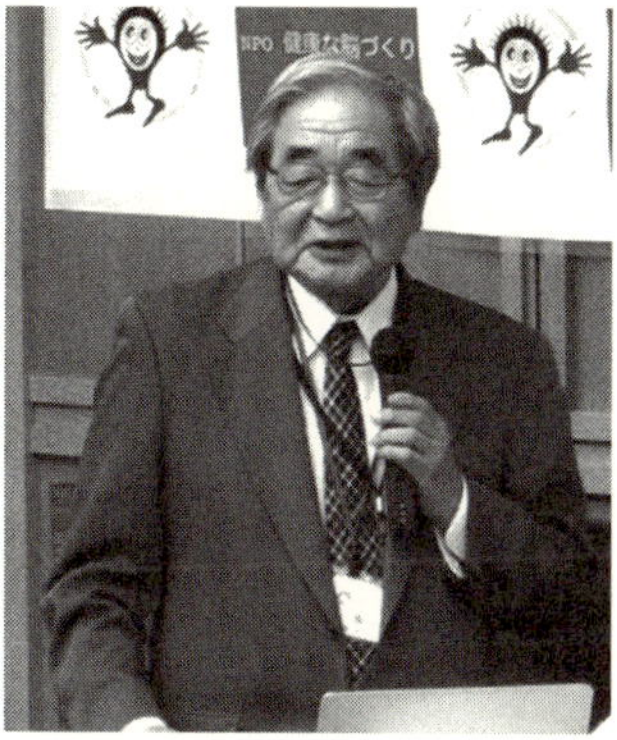

はじめに

よく歩き、よく走ることを生活習慣にすると、どうなるのでしょうか。当然のことですが、よく歩けるようになり、よく走れるようになります。しかし、それだけではありません。頭が良くなり、病気になりにくくなり、寿命が延びるのです。何事も積極的にするようになり、元気になります。

逆に、できるだけ歩かない、走らない生活をすると、人間はそれに適応しますから、歩けなくなり、走れなくなり、元気をなくします。そうなると、生活習慣病にかかりやすくなり、寿命も短くなります。

私たちは、歩いたり走ったりすれば、それに適応して、脳も身体も、よく動くようになり、逆に歩かず走らなければ、それに適応して、脳も身体も、動きが悪くなるのです。歩いたり走ったりすれば得をし、しなければ損をします。

脳と歩走の関係について、脳科学で最近明らかになったことを中心に紹介しましょう。

歩いたり走ったりすると、脳のどこが働くのでしょうか？

歩くあるいは走るとは、二足で立ち、ゆっくりとあるいは早く左右の足で交互に地面を蹴り、前に進む運動です。これと同時に、足と逆の手を振ります。このように言うは簡単ですが、これらのためには体のいろいろな部位が総合的に、また合目的に働かないと上手くいきません。

まず二足で直立するには、体軸を支える体幹筋が働いて、体の左右、前後のバランスをしっかりと取らなければなりません。これによって脚、腰、脊柱、首、頭がまっすぐに保てます。そのためには、私たちは意識していませんが、感覚神経からの入力を受けて、大脳基底核、小脳、脳幹、脊髄等にある運動神経（錐体外路と呼ばれる一連の神経系で、いくつかの神経を介して間接的に運動情報を伝える）が懸命に働き、全身の筋肉の緊張や姿勢を調節しています。

これらの基礎的な働きの下に、大脳辺縁系をはじめとするいろいろな部位からの影響を受けて、脳から走れ（走ろう）とか、歩け（歩こう）という指令が出されると、手足が上手く動くのです。

では、脳のどの部位から指令が出されるのでしょうか？

脳卒中で、脳の一部が壊れると、片麻痺といわれる症状が出て、脳と反対側の手足が動かなくなることは、よく知られています。また、前頭葉の後部（一次運動野）を電気刺激すると、刺激した反対側の手足の筋肉が収縮しますが、歩かせたり、走らせたりすることはできません。

ところが、イヌやネコで大脳を手術して取ってしまっても、四足で移動でき、歩くことも、走ることもできます。一方、脳幹の歩行中枢と呼ばれるところを電気刺激すると、歩いたり、走ったりできました。

そこで、ヒトの大脳は手や足を動かすことはできても、歩いたり、走ったりするような連続運動は起こせないと、考えられてきました。

今から、五十年前にニュージランドやアメリカにジョッギングブームが起こり、歩いたり、走ったりすることを習慣にする人が増え、走ることは脳の働きや精神状態と関係があると主張する人が出てきましたが、一般には脳と足とは関係がないと思われてきました。

今でも、子どもに「外で遊ばないで、家で勉強しなさい」と言う親が多いのではないでしょうか。大学生の頃の私は、「運動ばかりしていては、バカになるから、勉強をしなさい」と、よく言われました。

しかし、そうではないのです。今では歩いたり、走ったり、いろいろな運動をするこ

図1　左の大脳半球皮質と運動野から筋肉までの径路（錐体路）

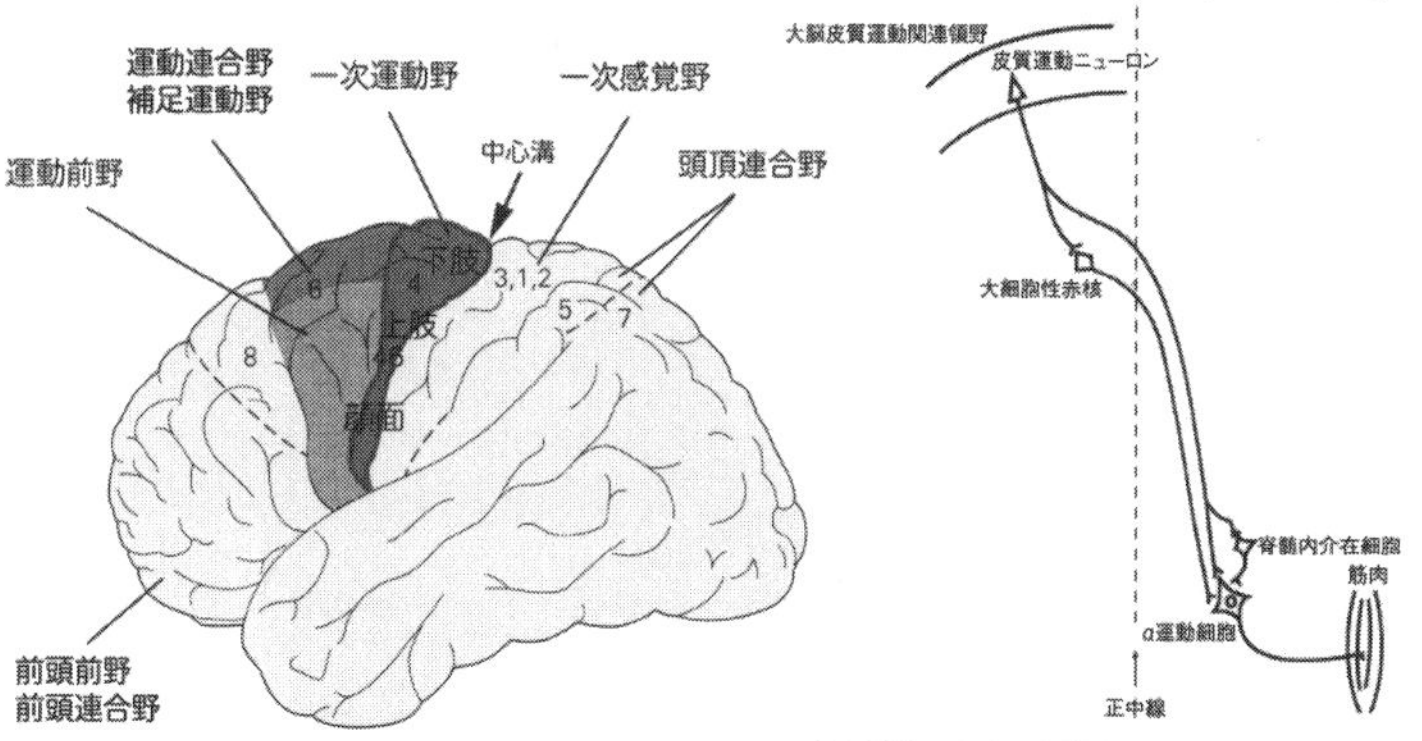

大脳皮質から脊髄のα運動細胞へ投射する経路の模式図
最終運動司令は大脳皮質から直接あるいは赤核や脊髄内介在細胞を経て筋肉を支配するα運動細胞に伝えられる。

とで、脳のあらゆる部位の活動が盛んになり、記憶機能や認知機能がよくなることがわかってきました。

本章では、歩いたり、走ったりすると、大脳皮質の前方部の前頭葉がよく働くことを説明します。

図1の左側は、左の大脳半球の皮質を模式化したものです。脳の前方部すなわち額の後ろにあるのが前頭葉で、走ったり歩いたりする時に、最初に働きだす場所です。前頭葉の後ろの境になっているのが中心溝で、黒い矢印で示してあります。前頭葉は大別すると、一次運動野、運動前野と前頭前野に分類されます。

中心溝のすぐ前にあるのが、一次運動野

といわれる領域です。左側の脳のこの領域が働くと身体の右側の筋肉が収縮します。前頭葉のもっとも前方部（額のすぐ後ろ）にあるのが前頭前野と呼ばれている領域で、考えたり、決断したりすると働きます。前頭前野と運動野の間にあるのが、運動前野と呼ばれている領域で、運動をうまくすることに関係しています。前頭葉のこれらの三つの領域は、走ったり歩いたりする時に良く働くのです。

運動野には運動野地図があり、運動野の決まった場所が働くと、決まった運動や筋肉収縮が起こります。一次運動野には、顔面、上肢、下肢と身体の部分を示してありますが、これらの領域が働くと、顔面、上肢、下肢の筋肉が動きます。

図1右の運動野で発生する活動（運動指令）は、脊髄の運動神経細胞を活動させ、この活動が筋肉に伝えられて筋肉を収縮させます。この径路は錐体路と呼ばれ、脳からの運動の指令を脊髄の運動神経細胞に直接伝えています。

ニューロイメージング

二十世紀の終わりごろになって、人間の脳内の血液の流れを測定して、脳の形や働きを調べることが可能になってきました。神経映像化（法）（ニューロイメージング）といわれている技術です。その一つの方法に、近赤外線スペクトロスコピー法（NIRS法、ニルス法：NIRSはNear-InfraRed Spectroscopyの略語）があります。

脳の中で、神経細胞が働くと、エネルギー代謝が行われます。血管を通して送られてきた酸化ヘモグロビンの酸素を脳に取り込み、炭酸ガスを放出し還元ヘモグロビンにして肺へ出しています。頭部の外から近赤外線をあてて、脳血管を流れているヘモグロビンの濃度変化を測定して、どれぐらい酸素が使われたかを調べるのです。

私たちはこの装置を使って、人間が歩いている時の運動野の活動を世界で初めて報告しました（図2　カラーページ）。表題は「ヒトの歩行時の皮質地図：近赤外線スペクトロスコピー法」というものです。

図2に実際に記録された脳活動を示しています。脳を上後方から見たもので、Aの上方が流れている血流の酸化ヘモグロビン濃度で、下方が還元ヘモグロビン濃度です。

Gait（歩行）は時速1kmで歩いている時の脳活動で、運動野が赤くなっているのは、酸化ヘモグロビンの濃度が上がっていることを示します。Arm swing（上腕をふる）は上肢だけを振っているが歩いていない時で、上肢の運動野の活動を示しています。Foot movements（下肢運動）は下肢だけを使って歩いた時の下肢の運動野の活動を示しています。いちばん右は、「歩いたつもり（Gait imagery）」の時に補足運動野が働いていることを示しています。

下方の還元へモグロビンの濃度変化は起こっていませんから、青色のままです。このように、運動野は、歩いている時には上肢と下肢の領域が働いていることがわかったのです。

二十世紀の終わりから、脳科学（欧米では神経科学（ニューロサイエンス）と呼ばれている）が素晴らしい発展をとげたのは、ヒトの脳の働きを脳の血液の流れを測定して、脳の形と働きとの関係が調べられるようになったからです。

この神経映像化法の開発には、日本人科学者が貢献しているのです。日本人物理学者の小川誠二博士（現在、東北福祉大学特任教授、東京大学工学部卒業）は、一九九〇年頃、ニューヨークのベル研究所で、人工呼吸器でネズミの呼吸をコントロールして、脳の実験をしていましたが、呼吸器が停止して脳に行く酸素が少なくなると、脳の形と色が変わることを見出しました。そして、一九九二年に、脳血流の変化で起こる生理現象を、磁気共鳴装置で作った脳画像変化で観測するための原理、すなわちＢＯＬＤ法（Blood Oxygenation Level Dependent法）に基づいて画像を処理して機能的磁気共鳴画像法（ｆＭＲＩ）を開発しました。

一方、近赤外線を頭外から照射するＮＩＲＳ（近赤外線法）の装置は、一九九六年に日立製作所から発売されました。ｆＭＲＩでは、頭部を一時間ほど動かないようにしなければならないので、歩いたり走ったりしている時の脳活動の記録は、技術的に不可能ですが、ＮＩＲＳは装置を頭部につけるだけでよいので、歩いていても、走っていても、脳の活動を測定できるのです。

このような機器の発達があって、私たちは歩いている時、脳のどこが働くかを調べる研究を始めたのです。最初に試みたのは、「歩くと、足の筋群を支配している運動野の下肢領域が働く」ということを証明することでした。

図2の右下のＣはｆＭＲＩの記録で、Foot movements（下肢運動）では下肢の運動野に活動が見られ、「歩いたつもり（Gait imagery）」の時には補足運動野の活動が見られます。

この論文を発表した頃は、ＮＩＲＳ法で下肢運動野の酸化ヘモグロビンの濃度変化があっても、それまで報告がないので、歩いたために起こったとは、なかなか認めてもらえませんでした。ｆＭＲＩによる還元ヘモグロビンの濃度変化を示すことによって、仮説を証明することができました。Bは歩いた時に働く領域を実際の脳で示したものです。論文で、最初の発見を記載するには、多くの証拠を示さなければなりません。

前頭葉の働き

それでは前頭葉の中で、どの領域が最初に、また、どういう順番で働くのでしょうか？

ここでは歩いたり走ったりするときに前頭前野がまず働くことを説明しましょう。歩走をするには、最初に前頭前野が働いて、運動するという意志が生まれ、その後に運動野が働いて、運動が起こります。この経過を簡単に説明しましょう。

家の近くにある公園まで歩走すると考えてみましょう。まず前頭前野の神経細胞（ニューロン）群が活動を始め、数秒たつと、「公園まで歩走をしようという意志」が発生します。そして、どの道を行くか、どのように歩走をするかなど、公園に着くまでの計画がつくられ、前頭前野に記憶（保持）されます。この記憶は、公園に着くまで記憶されているので、ワーキングメモリーと呼ばれています。この前頭前野の神経細胞活動が運動野に伝えられると、歩走に関わる筋肉細胞に「運動せよ」という指令が送られて、繰り返される歩走の運動が実現します。

歩く時や走る時には、左右の足で交互に地面を蹴りますが、走るときは両足とも空中にあり地面に接していない時があります。ですから、走る方が歩く時より速く移動できます。また、走る時には働く神経細胞の数が増え、働き方も強くなります。

我々が、考えたり、他人と会話したり、計算したりする時も、前頭前野が働いています。それぞれのことをするのに、一時的にワーキングメモリーとして保存されているのです。

走ることを習慣にすれば、運動野と筋肉を使うので、前頭前野の神経細胞が多数働くようになり、また、巧く働くようになるのです。そうなると、運動能力だけでなく、思考能力も増すのです。学生なら学校の成績がよくなり、研究者なら研究成果が挙がることになるのです。

随意運動

図3はハガード（P. Haggard）というイギリスの脳科学者が、「ヒトの随意運動：意志の神経科学」という専門家向けに新発見を紹介する論文を書き、それにつけた図に説

図3　随意運動の神経回路（ハガード、2008）

随意作用の神経回路が同定された。

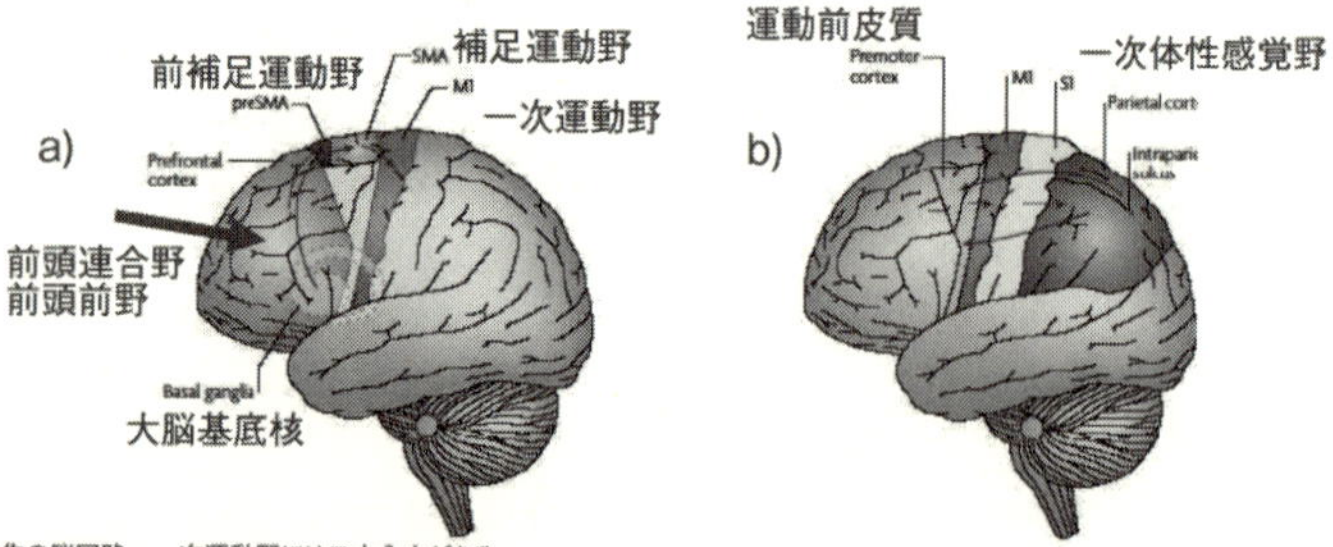

随意動作の脳回路　一次運動野には二大入力がある。
a) 前頭前－補足運動回路（prefronto-SM circuit）
　一次運動野は補足運動野と前補足運動野（SMA と preSMA）の入力をうける。
　補足運動野と前補足運動野は前頭前皮質と基底核の入力を受ける。
b) 頭頂－運動前回路（parietal-premotor circuit）
　一次体性感覚野（S1）からの情報は、頭頂皮質を経由して、運動前皮質の外側部に達して、運動野に投射する。
　この回路は物に対して動作を起こす（object-oriented actions）、例：握る。到達する。

明を加えたものです。

図1は簡単な運動発現を示すものですが、図3はそれよりも詳しく描かれていて、皮膚からの感覚入力のことについて触れています。

この論文では運動や行動が、前頭前野から始まるということも強調しています。前頭前野に矢印をしてある所から運動が始まります。運動を起こすニューロン活動が、前補足運動野―補足運動野を経由して運動野へ伝えられ、筋肉を動かす「運動指令」が出されて運動が起こります。前頭前野のニューロン活動で運動の意志が発生する頃、どんな運動をするかの意志の内容は、運動が終わるまで、一時的にワーキングメモリーとして前頭前野に記憶されます。

ワーキングメモリーと違い、知識となる「記憶」は脳の後方（頭頂葉や側頭葉）に保存されます。頭頂—前運動野回路を介して、体性感覚野からの触覚や圧覚情報を、運動をうまくするのに役立てているのです。感覚によるフィードバックがないと運動は滑らかなものにならないので、感覚野からの入力は非常に重要となります。

運動とは、自分の意志で骨格筋を動かすことです。骨格筋は、関節をまたいで、骨についています（起始と終末部がある）から、骨格筋が収縮すると骨が動き、関節が曲がり（または、伸び）、運動が起こります。

手のひらの上にボールがあるとします。手の指を曲げよう（または、握ろう）と思って、つまり自分の意志で曲げると、ボールを握ることができます。前腕の骨と手の指の骨についている手指屈筋群が収縮するから、ボールを握ることができるのです。

私たちが運動をする時、どの筋肉をどのように動かすかを考えているわけではありません。ボールを握ろうと考えて握っているに過ぎません。ボールを握ろうと考えた時、まず働き出すのが、上で述べたように前頭前野なのです。ここの神経細胞のある程度の数が働き出すと、握ろうという意志が発生してくるのです。

意志が発生している時には、身体のどの部分をどこから、どのように動かすかは、前頭前野の神経細胞が働いて（つまり考えて）決められていますが、その運動情報はワーキングメモリーとして前頭前野に保存されます。そして、前補足運動野と補足運動野を経由して、手の運動野に送られます。手の運動野が働くとどの筋肉をどう動かすかという「運動指令」（motor command）が脊髄の運動神経細胞へ送られます。脊髄の運動神経細胞が働くと、筋肉細胞が働いて、ボールが握られるのです。

前頭前野に蓄えられている運動の記憶であるワーキングメモリーは、運動が完了するまで保存されていれば良く、完了すれば、必要でなくなるので、忘れてしまうのが普通です。運動が終わり次第、忘れた方が、運動をうまくするのに好都合なのです。

「行動も運動も前頭前野から始まる」となると、運動をすると前頭前野が働くことになります。従って運動を習慣にすると、前頭前野が良く働くようになるのです。

前頭前野は感覚系と運動系の間にあって、外の世界に働きかける運動や行動を選んで執行（実行）する働きをしているのです。

前頭前野については、行動をどう実現しているかという側面での研究が、神経生理学、神経解剖学、神経心理学、心理学の分野で一九四〇年代から行われてきました。一方、運動野の研究は神経生理学、神経解剖学の分野で一八七〇年から行われてきました。一九八〇年ごろからは、脳の局所の血液の流れと脳の機能・形態の研究が行われるようになり、人の脳も実験動物の脳も総合的に理解するべく努力が払われています。この分野が、研究が進んでいる認知脳科学・認知神経科学なのです。

運動すると元気が出るわけ―アナンダマイドの働き―

ここでは、運動するとなぜ元気になるかを説明します。

良く経験することですが、運動をした後、休むと疲れが取れます。しかし収縮の時につくられる乳酸が筋肉内に残っていると、疲労感が起こるとされています。乳酸がなぜ疲労感を起こすのか、わかっていません。激しい運動をした後眠ると疲れが取れますが、この理由もわかっていません。運動した後、疲れが取れた後は元気になって、また運動したくなります。これもなぜか説明できていません。

運動の後、元気になるのは、運動した人のだれもが経験することですが、このような事情ですから、本項の主題である、「運動でなぜ元気なるか」を科学的には説明できないのです。元気さとは、身体や脳がどんな状態のときなのかを、科学的にまだ十分に説明できていないからです。

しかし、運動した後、積極的になることは、その状態を記載できるので、運動の前後で、積極性を調べた研究があります。

エキササイズをした後、気分や情動がどう変わったかを調べるのに、よく使われているテストとして、積極性消極性気分スケジュール（Positive and Negative Affect Schedule PANAS;Watson et al. 1988）があります（表1）。この積極性部分は元気さの尺度と考えられています。

歩走でＰＡＮＡＳを調べた研究を紹介しましょう。積極性スケール（積極度）の値がどうなるかを、ヒト（8人）、イヌ（8匹）とイタチ（8匹）で調べた二〇一二年の研究（ライクレンら）です。

積極度は次のようにして評定します。

過去一週間、または今現在（走った直後）の元気さ（1から20までの気持ちの積極度か消極度）を、1から5までの数字で評価します。1点は、まったく当てはまらないか、ほんのすこし当てはまる、2点は、少し当てはまる、3点は、どちらかといえば当てはまらない、4点は、かなり当てはまる、5点は、非常によく当てはまるで、1から20ま

表1　ワトソンの陽陰性度スケジュールのフォーマット（ワトソンら、1988）

気分の陽陰性度スケジュール（PANAS）
元気さを示す尺度

太字は陽性度、細字は陰性度

1 興味ある	11 いらいらする
2 悩んでいる	**12 用心深い**
3 興奮してる	13 恥ずかしい
4 困った	**14 励まされた**
5 強い	15 神経質な
6 悪い	**16 断固として**
7 びっくりした	**17 注意深く**
8 対立した	18 イライラ
9 熱心に	**19 積極的**
10 自慢したい	20 心配で

陽性度か陰性度を、
1から5までの数字で評価する。

1点…まったく、当てはまらないか、
ほんのすこし当てはまる

2点…少し、当てはまる

3点…どちらかといえば、当てはまる

4点…かなり当てはまる

5点…非常に良く当てはまる。

加算して、評価点を出す。

での気分、感情が起こっていることを現しています。

積極気分の1、3、5、9、10、12、14、16、17、19は評価点の足し算をして、10から50までの点数をだします。今現在の平均点は、29.7＋－7.9で、一週間の平均点は33.3＋－7.2になります。

この論文では使っていませんが、消極気分も同様に計算します。消極気分の2、4、6、7、8、11、13、15、18と20の評価点の足し算をします。今現在（走った直後）の平均点は14.8＋－5.4で一週間の平均点は17.4＋－6.2などとなります。

インターネットで、日本版PANASをひくと、ワトソンらのテストの日本語版が入手できます。日本パーソナリティ学会では十年ほど前から使っているようです。

トレッドミルの上で三十分、歩かせたり、走らせたりした時の血中のアナンダマイドの変化を測定しました。ヒトが9km/h、イヌが6.6km/h、イタチが3km/hで三十分間走ると、ヒトとイヌでは、血清のアナンダマイドは増えますが、イタチでは増えません。イヌで歩いた場合は、有意に減りました（P<0.05）。

このように、陽性度とアナンダマイド量との間には正の相関があります（P<0.0001）。走ると、アナンダマイドが血中に多く分泌されて、走ると元気になる一因になっているといえるのではないでしょうか。

一方、アナンダマイドは脳脊髄だけでなく、末梢の痛み神経のカンナビノイド受容器に付着するので、痛みを感じなくしてくれます。これは、走ると痛みを感じなくなることにもつながるのです。

ドーパミン神経系の関与

走ったり、運動したりする時には、脳幹の腹側被蓋野の神経細胞が活発になり、前頭葉にドーパミンを分泌して、前頭葉を良く働くようにしてくれます。動機付け回路また

図4　動機付け回路（報酬系回路）

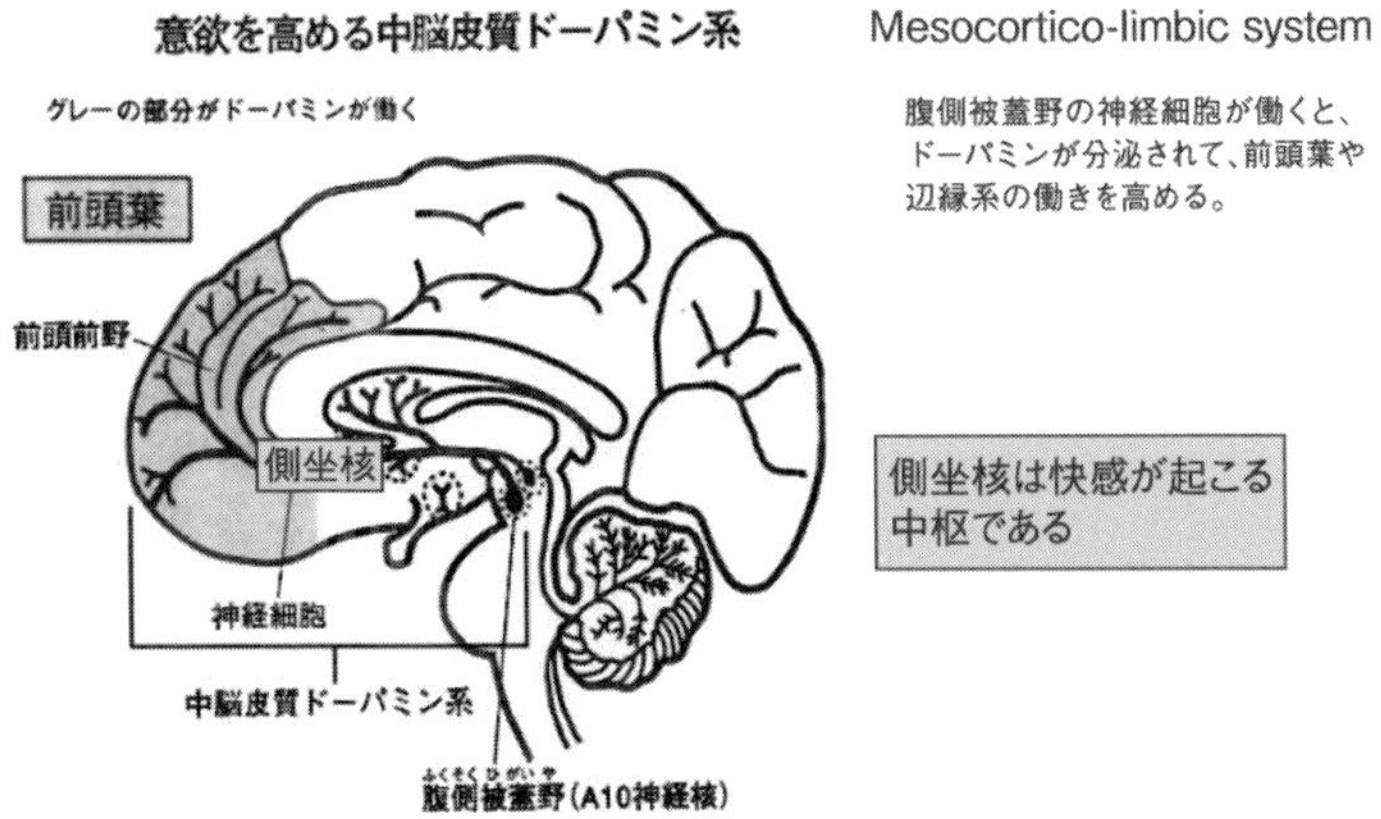
意欲を高める中脳皮質ドーパミン系
Mesocortico-limbic system
グレーの部分がドーパミンが働く
腹側被蓋野の神経細胞が働くと、
ドーパミンが分泌されて、前頭葉や
辺縁系の働きを高める。
前頭葉
前頭前野
側坐核
神経細胞
中脳皮質ドーパミン系
腹側《ふくそく》被蓋野《ひがいや》（A10神経核）
側坐核は快感が起こる
中枢である

は報酬系回路と呼ばれています（図4）。

右で述べたアナンダマイドは報酬系の側坐核（大脳辺縁系の一部）にも作用することがわかっています。したがって走ることを習慣にすると、腹側被蓋野のドーパミン神経が良く働くようになり、側坐核を賦活し、快感が発生します。

腹側被蓋野にあるドーパミン神経細胞は、日常の生活では感じないような感覚刺激で反応します。また、注意を向けて行動するような時によく働きます。

三十分以上走り続けると、ランナーズ・ハイといわれる快感状態が起こってくることが知られていますが、これはアナダマイドとドーパミンによって起こっているものと思われます。

まとめ

良く歩きよく走る、すなわちよく運動すると、脳のいろいろな部位、とくに前頭葉が活性化され、記憶機能や認知機能がよくなります。また気分がよくなり元気になります。

歩走時に脳のどこが働くのかを考え、前頭葉について説明しました。ニューロイメージング、前頭葉の働き、随意運動について説明し、運動すると元気になる訳を、主にアナンダマイドとドーパミンの作用から考えてきました。

このように、よく歩きよく走ることは、手軽に出来るもっともよい健康法といえます。よく歩き、よく走り、よく運動して、脳を活性化し、元気になる生活を心がけ、健康で長生きしていただけることを願っています。

参考文献

1 久保田　競「手と脳」増補新装版　紀伊国屋書店　2012

2 久保田　競「歩行・走行が脳に与える効果」、「歩行と走行の脳・神経科学」大築立志・鈴木三央・柳原大 編著　市村出版　2013　17章　216-228

3 Raichlen DA, Foster AD, Gerdeman GL, Seillier A and Giuffrida A. Wired to run: exercise-induced endocannabinoid signaling in humans and cursorial mammals with implications for the runner's high. (2012)J. Exp. Biol. 215, 1331-1336.

4 Watson D, Clark LA & Tellegan A. (1988). Development and validation of brief measures of positive and negative affect:The PANAS scales. Journal of Personality and Social Psychology, 54(6), 1063-1070.

手をよく使うとこころが開かれる

—認知症の予防に向けて—

名古屋市立大学名誉教授　西野仁雄

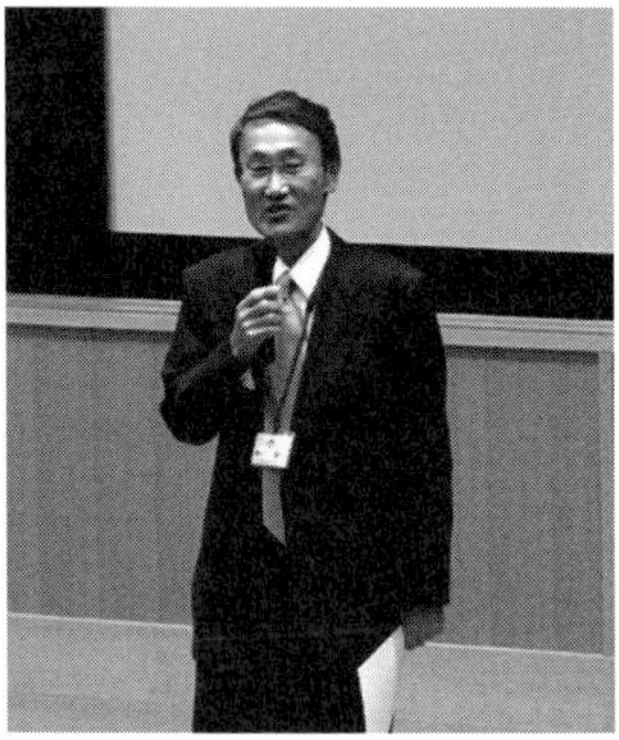

わが国は世界一の高齢社会になりました。世界一寿命が延びたということは、科学技術の発展に伴い社会のインフラ整備が進み、また長年にわたる国をあげての医療政策（乳幼児検診、健康診断、成人病対策、がんの早期発見・予防・治療対策等）の成果が出てきたことであり、大変結構なことです。しかし、生まれてくる子どもが少なく、高齢者が増え、生産人口が減り、ＧＤＰが下がっていくという、構造的に今まで経験したことのない時代に直面しています。

少子高齢社会の現状

このような社会には、取り組まなければならない二つの重要な課題があります。それは、

(1) 少ない子ども達をいかに元気に逞しく育て上げるか

(2) 高齢者の健康を保ち、いかに社会参画を促すか、です。

一人っ子が多いため、大事に育てられていることも関係するのでしょう、現代っ子は総じて内向きで、安全志向で、冒険をしない傾向にあります。社会の現状を反映しているのでしょう。しかし、これには教育のあり方や社会制度にも問題がありそうです。

一方、高齢になればなるほど、いろいろな障害や疾病に見舞われることが多くなります。老老介護、介護難民という言葉も耳慣れたものとなりました。子どもの問題は他所に譲ることにして、本章では高齢者の健康維持について考えてみましょう。

認知症

六十五歳以上の高齢者は現在全人口の約四分の一ですが、早晩三分の一になります。高齢になると、運動障害、脳血管障害、認知症などによって体を動かすことが出来なくなり、ベッドの上で寝たきりとなるケースが増えます。

認知症は現在約四百六十万人、その予備軍の軽度認知障害は四百万人と推定されていますが、今後三十年間にこれらは約一・五倍に増えると予想されます。国民の一割以上が認知症になるという大変な時代です。本人、家族はもちろんのこと、社会、国家にとっても大きな問題です。

図1は最近の調査データです。縦軸はそれぞれの障害の出現頻度、横軸は症状の進み具合（年齢と考えてもよい）を示しています（文献1）。

認知症やアルツハイマー病になると、

1　記憶障害：とくに近々の出来事が判らない

2　見当識障害：年月日や場所などがわからない

3　失認：物や人物がわからない

失行：簡単な日常行為が出来ない

失語：言葉を理解できない、喋れない

4　幻覚、幻聴、徘徊、感情障害、暴力　など、いろいろな症状が現れます。

これは海馬や大脳皮質など脳の広範囲にわたって神経細胞が死滅し脱落するからです。そのため自立した生活が出来ず、多大の介護・医療サービスが必要となります（図1右方）。

認知症になる前の五～十年間は、日常生活にはおおむね不都合はないが、「物忘れ」が目立ってきます（軽度認知障害、図1中程）。この時期になってはじめて医療機関を訪ねることが多いのです。このように多くの場合、軽度認知障害の時期を経て認知症になっていきます。

しかし注目すべきことは、軽度認知障害になる前、すなわち何の臨床症状も認められ

図1　認知症の病態・症状と経過

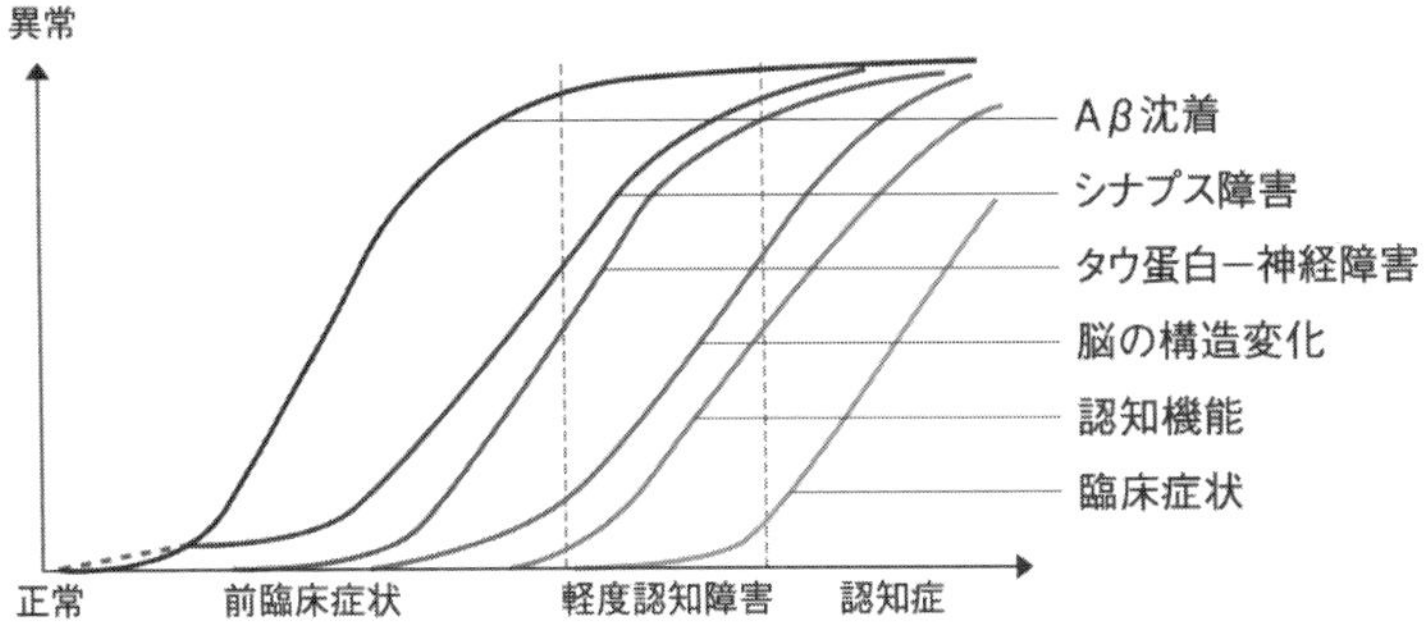

Alzheimer and Dementia 7（2011）280-292

ない一見健康な成人や高齢者でも、すでにアミロイドベーター（Aβ）やタウ蛋白という異常物質が脳に蓄積し、シナプス（神経細胞の繋がり）が障害され、神経細胞が障害されているということです（図1左方）。

私はこのデータを見て、これは大変なことだと大きなショックを受けました。一見正常な健康人の脳内にすでに病的変化が起こっているというのです。

医学・医療技術が進み、いろいろな病気が克服され、寿命が延びた結果であり、生物として必然の老化、そして死に向かう一段階であると割り切って考え、受け入れることができるでしょうか？　そう簡単に割り切ることはできないでしょう。

何とかこれらの障害を食い止める方法はないものでしょうか？　何とか軽度認知障害、そして認知症の発症を遅らせ、防ぐ方法はないのでしょうか？

ありります。それは日常の生活習慣を改めること、そして良く運動することです。

脳について

脳を活性化して認知症にならないようにするにはどうすれば良いか？　これについては後に述べますが、ここではまず「脳」とはどういうものかについて考えてみましょう。

私たち人類の祖先はアフリカの地で約六百万年前にサルから分かれ進化しました。約三百五十万年前には二足歩行する（立ち上がる）ようになり、百八十万年前頃には走れるようになったと考えられています。二足歩行するには、骨盤が垂直に立たなければなりません。今まで体重を支えるとともに四足で歩くために使われていた上肢が、自由に使えるようになりました。このことによりいろいろな物をつかんだり、道具として使ったり、道具を作ったりすることが出来るようになります。そして直立することによって喉頭や咽頭のスペースが広がり、集団生活が始まるとともに言葉を獲得するようになりました。

その結果、大脳皮質とくに前頭葉がどんどん発達し、現代人のような脳に進化しました。すなわち私たちは足、手、口を十分に使うことによって長い年月をかけ脳を発達させてきたのです。

脳には約千億個の細胞が存在しています。天文学的な数です。言い換えますと、一立方ミリメートル位の脳の小片（ご飯粒の半分くらいの大きさ）の中に、約十万個の細胞、四キロメートルの神経線維、数百万個のシナプスがぎっしり詰まっているのです。シナプスは神経細胞同士の繋がりの部分で、ここを通して活動（情報）が次々に伝達され、いろいろな脳機能が生み出されます。

脳はたった一・三〜一・四キログラムの臓器です。体重の三〜五パーセント程度しかありません。しかし、全血液循環量の十五パーセントを受け、全酸素消費量の二十〜二十五パーセントを占め、非常に代謝が盛んです。そして、発熱量はほんの数十ワットですので非常に効率よく働いています。脳は、

(1)　大きな容量をもっていていろいろな情報を蓄えることができる
(2)　演算処理速度が非常に速い
(3)　機能的、構造的に、たえず変化することができる可塑性をもつ

(4)　こころを生み出すことができる、などの特性をもっています。

(1)、(2)はスパコンと同じですが、(3)、(4)はスパコンにはないすごい能力です。

○脳の構造

脳は大別すると、大脳、小脳、間脳、脳幹から成ります（図2）。

大脳の表面は大脳皮質と呼ばれ、①種々の感覚情報を受けてそれらを処理する感覚野、②いろいろな運動情報を処理し運動の指令を出す運動野、③多種類の情報を処理統合して、認知、判断、意志、感情、言語、予測、計画、記憶の貯蔵など、高次の機能を生み出す連合野から成ります。

大脳の内部には大脳辺縁系と大脳基底核があります。大脳辺縁系は海馬や扁桃体などから成り、情動（喜怒哀楽）、記憶、報酬、攻撃・逃避などに関係し、動物がたくましく外界に働きかけていく上に欠くことの出来ない部位です。大脳基底核（図では省略）は主に運動の調節に関係しています。

一方、左右の大脳半球にはさまれた脳の中央～底部には間脳（視床と視床下部）と脳幹（中脳、橋、延髄）があります。これらは、感覚、運動、本能（摂食、飲水、睡眠、

図2　脳の構造

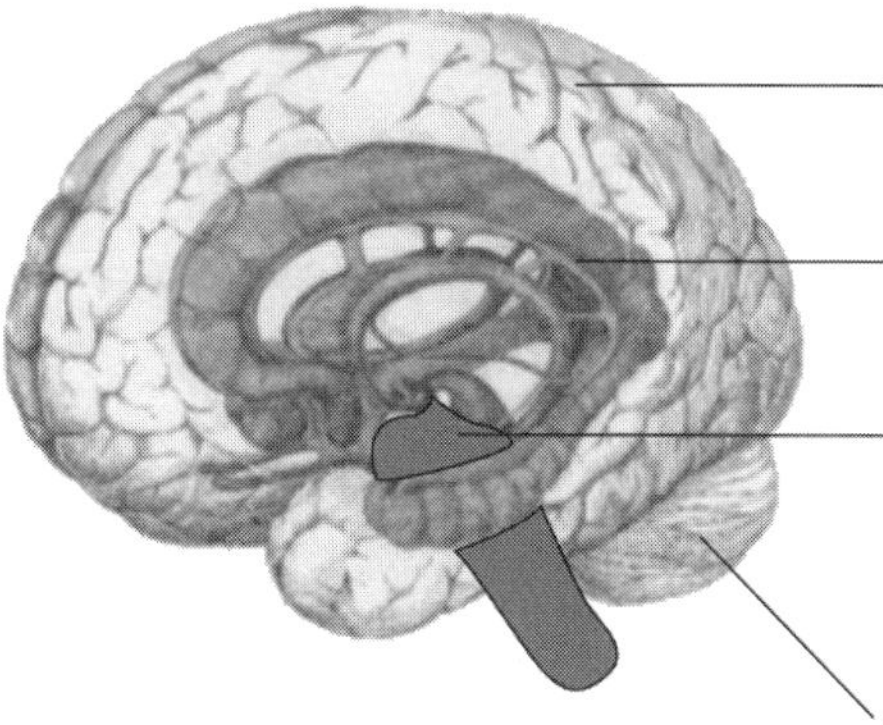

性行動、体温調節、社会行動）や心臓・呼吸・腎臓機能、ホルモンの調節など、動物が生きていく上に不可欠の働きを担っています。

小脳は大脳の後下部に位置しています。末梢から種々の感覚情報と大脳皮質から運動出力を受け、これらを統合して運動系の活動を調節しています。

○記憶機能

物、場所、出来事等、いろいろなことを覚える記憶機能については、いろいろな脳部位が関与しています。

①短期記憶やその書き込みには海馬を中心とする神経回路

②報酬・価値の認知や情動の記憶には扁桃体を中心とする神経回路
③身体の動きなどの動作の記憶には大脳基底核や小脳
④記憶の貯蔵には大脳皮質、などです。

認知症では子どもの頃の古い記憶は比較的よく保たれていますが、直前の出来事（言ったこと、聞いたこと、行ったことなど）は忘れてしまい記憶にとどまっていません。これは海馬が強く障害されているので、短期記憶が障害され、また短期記憶から長期記憶への書き込みが上手くいかないからです。

認知症にならないための生活習慣

動物は生を受けたのち、発達し、成長し、そして老化していきます。私たちの脳も同じです。年齢とともに神経細胞は徐々に衰退、死滅し、神経ネットワークも退縮します。脳は身体の一部なので、脳を健康に保つには、まず何よりも身体の健康に気をつけなければなりません。それにはバランスのとれた食事、適度の休息、十分な睡眠をとり、身体をリラックスさせることです。高血圧、高脂血症、糖尿病、不整脈などの予防、治療、管理に努めましょう。これらの生活習慣病は脳卒中の誘因となることが多いのです。

では脳を活性化する方法はあるのでしょうか？　あります。それは脳の特徴や特性を生かし脳の働きを高めることです。脳をいつまでも元気に保つためには以下の十の習慣を実践することが大切です（文献2）。

1　まず身体の健康に気をつけること（食事、休養、睡眠）
2　毎日運動すること
3　目的や関心をもつこと
4　何事も繰り返し行うこと
5　ストレスを背負い込まないこと
6　人の輪の中に入っていくこと
7　感動するこころをもつこと
8　変化を受け入れ柔軟な前向きなこころをもつこと
9　広い視野、長期的な視点をもつこと
10　利己よりも利他、「ありがとう」と思うこころをもつこと

この十項目について詳しく述べていくと一冊の本になってしまいますので、ここではとくに運動すること（体を動かすこと）の大切さについて述べましょう。

みなさんは毎日よく歩いていますか？　手を十分に使っていますか？　相手を見つめてよく話をしていますか？

この三つすべて大丈夫という人は少ないでしょう。私たちは以前に比べ歩かなくなりました。手もあまり使わなくなりました、会話も十分にしなくなりました。人間は一旦禁断の実（快楽、便利さ）を手に入れると、もう元に戻れないのです。もちろん寿命が延びたことが大きな原因ですが、現代社会にはびこる運動不足、飽食、ストレス、無関心等が認知症の発症を助長させているといえます。

認知症ではAβやタウ蛋白という異常な物質が脳細胞の内外に蓄積します。これらが溜まってくることによって神経細胞やシナプスが障害され死滅するのです。この十年〜十五年間に、アルツハイマー病の人のAβを減らし蓄積を押さえる研究や治療がたくさん行われましたが、結果はすべて失敗に終わりました。それはAβが多量に溜まってしまってから（認知症になってから）それを除去しても手遅れで効果がないということです。

そこで図1に示したデータに注目しなければなりません。

前述のように、横軸は時間経過（症状の進み具合）、縦軸はいろいろな障害の出現とその程度を示しています。図から明らかのように、認知症（アルツハイマー病、右方）

ではもちろんですが、軽度認知障害（物忘れがあるが日常生活にはおおむね不都合がない、中程）の時にも脳内にAβやタウ蛋白が溜まっていることが判ります。ショッキングなのは、まだ何の臨床症状も現れていない一見正常な成人や高齢者（前臨床症状、左方）においても、すでに大量のAβやタウ蛋白が溜まり、シナプスや神経細胞が障害されていることです。

従って、健康な四十〜五十歳代からすでに起こりつつあるこれらの変化（障害）を出来るだけ抑えること、そして認知症の発生を出来るだけ遅らせることがもっとも重要といえるでしょう。

運動すると脳のはたらきが良くなる

運動すると脳が活性化され、記憶機能や認知機能が良くなることは動物実験において多くの報告があります（文献3、4、5）。これはヒトにおいても当てはまります。

運動は、歩く、走る、自転車こぎ、柔軟体操、ストレッチ、その他いろいろなスポーツなど、何でもいいのです。ポイントは楽しく、一日一時間以上体を動かすことです。

運動することにより、心拍数が上がり、血液循環が良くなり、呼吸も深く大きくなります（cardiovascular fitness）。その結果脳へ達する血液や酸素も増えます。脳では成長ホルモンや伝達物質であるノルアドレナリンやドーパミンの分泌が増えます。また神経栄養因子（IGF-2, BDNF, NGFなど）の産生が増え、その結果神経細胞が活性化されます。また神経幹細胞が活性化されて新しい神経細胞がより多く作られ、神経回路が活発になるのです。

毎日歩くと、脳が活性化され、いろいろな脳部位が大きくなるという報告があります（文献6）。健常者及び認知障害のある人を、毎日一定の距離（約一時間）歩いたグループと歩かなかったグループ（各千名）に分け、一年後の脳の変化を調べてみると、健常者、認知障害のあるグループ共に、歩くと大脳皮質とくに前頭葉や海馬が大きくなっていることが判りました。このように、一定の運動を毎日続けることによって脳の働きが活発になり、神経線維が密になり、新しい神経細胞が生み出されるのです。

歩く、走る、バイクをこぐといっても室内で器具を使って行うよりも、戸外に出て散歩、ジョッギング、自転車に乗る方がより効果があります。時々刻々景色が変わり、新鮮な空気を吸い、人に出会い挨拶や話をする、車の行き交いに注意するなど、より多くの刺激が入ってきて脳が活性化されるからです。ただ黙々と歩くよりも、二人連れでいろいろ話をしながら歩く、歌いながら歩く、景色を見ながら俳句や短歌を作りながら歩くなど、同時に他の動作をしながら歩くと、よりいっそう脳が活性化されます。

若者や健康な人はこのように毎日運動することは可能でしょう。大いに歩いてください。しかし足腰に痛みや障害のある人、また病床に伏している人は歩くことができません。そのような人は何かにつかまりながら立ち上がるだけでも良いし、立って足踏みをすると、さらに良いでしょう。脚に体重をかけることによって、体幹の筋、関節、骨に負荷がかかり、足腰が刺激され、その信号が脳に達し、脳を活性化します。

ここで、足踏みやジャンプするための簡単な用具を紹介しましょう。

次ページの写真はＪＰ（Jumping pleasure）クッションと呼ばれるものです。素材は細いポリエチレン繊維が縦横に絡み合ったもので、外力に対して強い反発力を発揮します。もともと高速道路の分岐点において車の衝突の衝撃を吸収するために開発されたものです。

ＪＰクッション（以下クッション）の上で立つ、足踏みする、ジャンプすると、その強い反発力と動揺性のために体がぐらぐらし、体軸が安定していないと上手く行うことができません。したがってこのクッション上で運動を行うと、足腰の筋肉の強化、バラ

J-P クッション上での足踏みは足腰を鍛える

J-P クッション

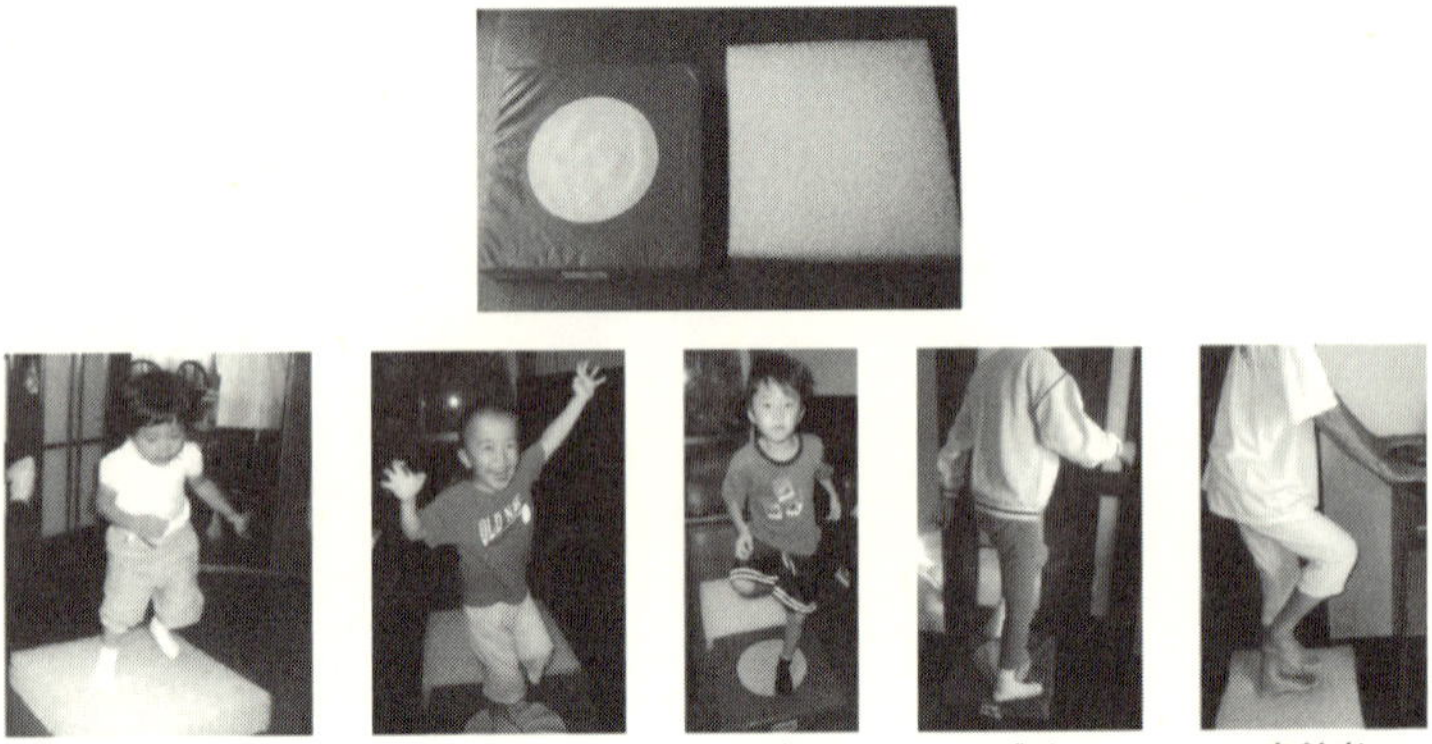

2歳　3歳　7歳　成人　高齢者

ンス感覚の養成、ジャンプ力の強化に繋がります。

そこで、近赤外線スペクトロスコピー（NIRS）という方法を用いて脳の血流変化を調べてみると、床の上での足踏みに比べ、クッション上で足踏みすると前頭葉の血流がより強く増加することがわかりました（図3　カラーページ）（文献7）。脳が活性化されているのです。

子どもたちはこのクッションで遊び始めると、大変楽しいので止められなくなり何時間でも遊び続けます。高齢者や足腰の弱っている人は、壁、机、タンス等を手で支えながらクッション上で足踏みすると良いでしょう（ゆっくり足踏みする方がより大きな効果が得られます）。

手を大いに使おう

前項では、立つ、歩く、走るなど、脚を使う運動が脳を活性化することを述べました。ここでは手を使うことの大切さについて述べましょう。

手は口腔に次いで私たちの体の中で感覚神経と運動神経が豊富な部位です。いろいろな細かい運動をすることができますし、目を閉じていても手の平や指先で触れるだけで、物（対象物）を識別することができます。神経支配が豊富なためそれだけ敏感なのです。

これは逆に考えると、手を良く使えば使うほど脳は良く活性化されることを意味します。事実、大脳皮質の一次感覚や一次運動野においては、手の占める部位は格段に広くなっています。これは人間が二足歩行となって、手が自由となり、長い期間にわたって手を良く使ってきたからです。

一昔前、私たちは手を使い、細かい手作業や大きな力を必要とする仕事を良くしました。料理、洗濯、掃除すべて手作業でした。子どもの遊びでもビー玉、コマ、チャンバラ、カルタ、お手玉など、手を良く使いました。お年寄りは手を鍛えるために「くるみ」

をにぎり、ころがしたものです。しかし現代はどうでしょう。インフラが整備されて、いろいろな作業をすべてワンタッチで機械が行ってくれます。子どもたちもパソコン、ゲーム機、スマホ等、パネルを押す簡単な作業は行いますが、手足を使い体全体で遊ぶ機会が減っています。その結果、果物の皮を剥く、工作をするなどの細かい手作業が苦手な子どもたちが増えています。

これは脳にとって大ピンチです。手を細かく良く使うことによって人間は脳を発達させてきた訳ですから、現在のように手指を使わない生活スタイルが長く続くと、脳とくに前頭葉が萎縮していくことが心配されます。

ボール、スポンジ、球形や棒状の物、遊具など何でも良いのです。これらを用いて日頃から手を使う運動を行うことが大切です。

みなさんも良くご存知の日本の誇るファッションデザイナーの森英恵さんは、長年にわたりドレスをデザインし製作してこられましたが、以下のように語っておられます。

「ファッションデザイナーにとって手は道具。使えば使うほど感覚が冴え、服の形を決める微妙な手触りの違いが見分けられる」

「きれいなものを見たときなど気がつくと手で触っています」

「手を動かすと頭も活性化される気がします」

そうなのです。手をよく使うと脳が活性化されるのです。

手をよく使うことによってこころが開かれる

○高反発力クッショングリップの開発

前項で述べましたが、高反発力クッションの上で立つ、足踏み、ジャンプなどを行うと、足腰の筋肉が強くなるだけでなく、脳が活性化され前頭葉の血流が増えることが判りました。そこで私たちは次のような仮説を立てました。

「脚を刺激するだけで前頭葉があれほど活性化されるのであれば、脚よりもさらに敏感な手に、この高反発力を適用すると、脳はもっと強く活性化されるに違いない」

この発想の下に生まれたのが高反発力クッショングリップです（文献8）。

高齢社会が進み、脳卒中、運動障害、認知障害等のために手足が不自由で、ベッド上での生活を余儀なくされている人は多くおられます。手足は使わないと屈曲が強くなり、これが進むと拘縮状態に陥ります。強く拘縮した指や手足を伸ばそうとすると、痛みがあり、骨折することもあります。したがって多くの介護施設においては、人手不足もあり、十分なリハビリ治療が行われず、そのため拘縮が徐々に強くなっていくという悲惨な状態になっています。

私たちの当初の目的は、拘縮に悩む人たちに高反発力クッショングリップ（以下グリップ）を握っていただき、脳を活性化すること、手の感染症を直すことでした。従って形も球形、楕円形、棒状などいろいろ考えましたが、もっとも握りやすい棒状としました。

○グリップの効果

(1) 手の感染症が消え、手指が開くようになる

図4（カラーページ）は、グリップとそれを装着した一週間後および一か月後の手指の拘縮の変化を示しています。

拘縮がひどく常に手指を握りしめている状態だと、手の平や指間が感染症（主に水虫）を起こし、悪臭を発します。グリップの表面の布は抗菌防黴剤（りん酸チタニウム）でコーティングされているので、これを握るだけで手の平の感染症は軽減し、一か月もすれば消失しました。これは予想していた通りの結果です。

しかし予期しないことが起こりました。それは患者さんが、グリップを落とすようになったことです。すなわち手指の強い拘縮が緩み、手指が開き伸びてきたのです。さらに、手首や肘の関節の強い屈曲も徐々に緩み、筋の緊張度が下がり、関節の可動域が大きくなりました。ひどく拘縮した手にグリップを装着するだけで手指が開いてきたのです。これは全くの驚きでした（文献9）。

(2) 腕や顔の筋肉の活動が上がる

図5は手を握ったり緩めたりしている時の前腕の伸筋と口輪筋（口の周りの筋）の活動変化（筋電図）を示しています。グリップを握る際には前腕の屈筋および伸筋が収縮するので、これらの筋活動が活発になることは当然です。注目すべきことは、この時、口輪筋の活動も上がっていることです。同様な活動上昇は咬筋（食物を噛むときに使う筋）においても認められました。

(3) 顔面や首の皮膚温が上がる

グリップを間欠的に握ったり緩めたりする運動の前後に皮膚温の変化（サーモグラフ

イ）を調べてみました。手を握ったり緩めたりする運動を行うには、手の平、前腕、上腕、肩の筋肉が働くので、これらの部位の皮膚温が上がります。しかしこのような手の運動は首や顔面の筋肉も大いに活動させるのです。その結果、首や顔の皮膚温も上がることが判りました。

このように手を握ったり緩めたりする運動時には、手の筋肉はもちろんのこと顔面や首の筋肉も活動していることが判りました。手を使う運動は美容のためにも良い効果をもたらすといえます（文献10）。

（4）　脳の血流が増える

脳のある部位の働きが盛んになると、血液から供給される酸素がよく使われ、二酸化炭素の量が増えるので、その部位の血管が拡張して血流が増えます。

そこでグリップを握ったり緩めたりするときの脳血流変化をＮＩＲＳ法で測定しました。九十六個の電極を脳の中央部～前部にかけて装着し、大脳皮質の血流動態（酸化ヘモグロビンの変化）を調べました。

図６（カラーページ）に示すように、対照（静止）時に比べ、丸めたタオルを間欠的に

図 5-A　手の伸筋の筋電図活動

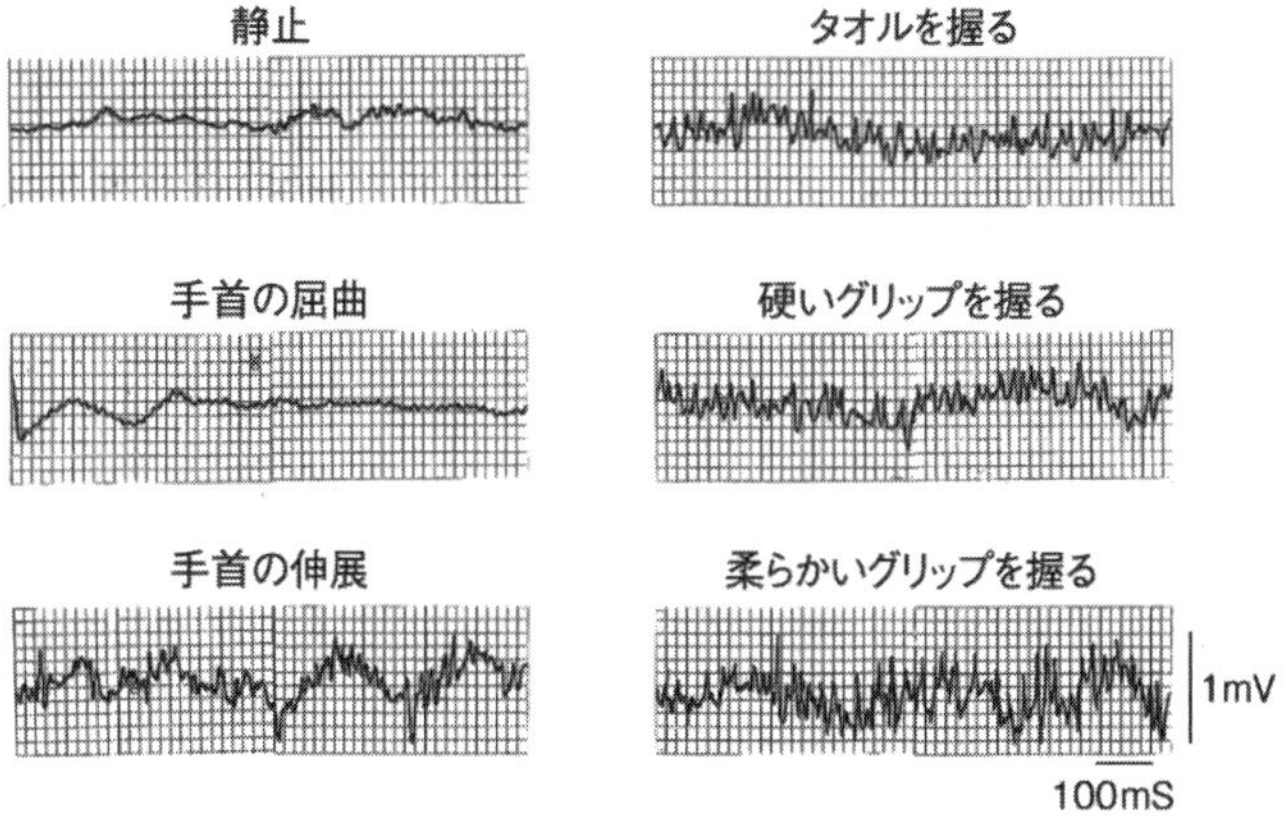

図5-B　口輪筋の筋電図活動

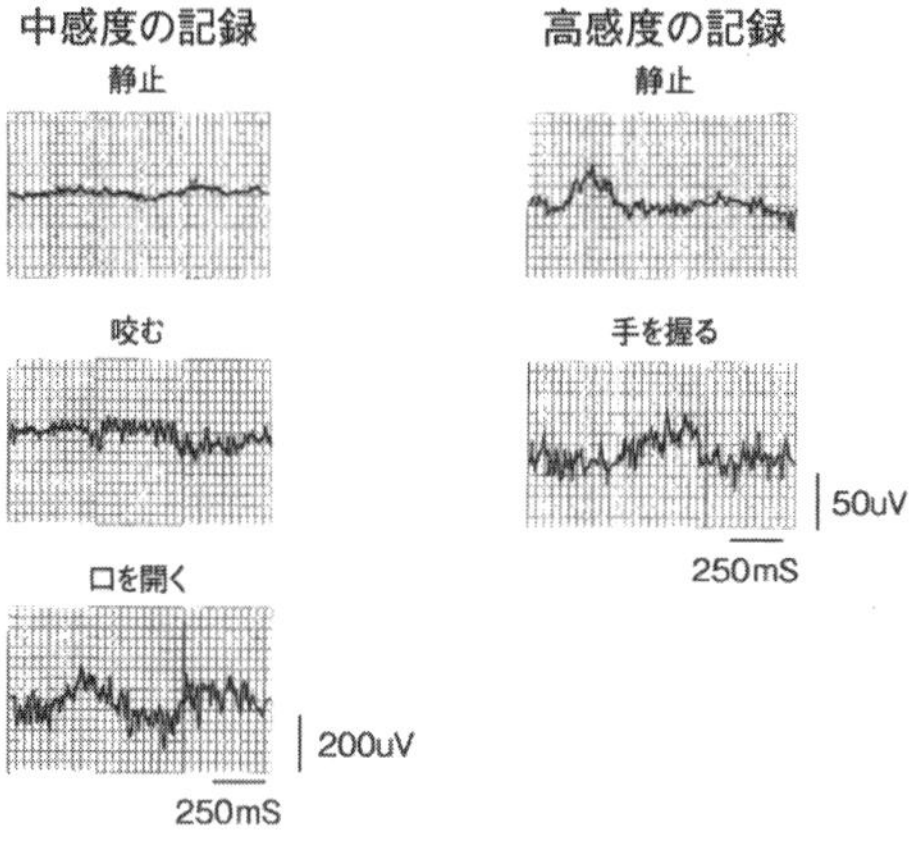

握ったり緩めたりする運動を行うと、前頭葉や感覚運動野の血流は増えました。しかしグリップを用いて同様な運動を行う時には、さらに広範な部位で血流がより増えることが判りました。とくに前頭極（前頭葉の最前部）の強い血流増加が認められました。

これは感覚運動統合、新規性、驚き、心地よさ等により、脳がしっかりと覚醒していることを反映しています。このようにグリップを握ったり緩めたりする単純な運動が脳を強く活性化させることが判りました。

⑸　言葉を発するようになる

脳梗塞や脳出血が左半球に起こった場合は、言葉を上手くあるいは全く喋れなくなることがあります。これは言語中枢が主に左脳にあるためです。病巣部の状況によって障害の程度は異なりますが、一般的には顔面筋の運動障害のために、顔がこわばり、表情が硬くなり暗くなります。日常のコミュニケーションが取りづらく、非常に不都合です。

このような人たちにグリップを着用していただくと、一か月も経つと表情が緩み、視線が定まり、口元をまごまごさせるようになり、ついに「痛い」、「寒い」、「おはよう」、

「いやだ」、「〇〇さん」等、簡単な言葉を発するようになりました（七十五症例中六症例）。驚くべき効果です。グリップを用いて手のリズミックな自然な運動を行うことによって、大脳辺縁系や言語野も活性化され、こころが開かれてきたといえるでしょう（文献9）。

(6) 考えられるメカニズム

本グリップは大変単純な素材と構造をもっていますが、今まで述べてきたような驚くべき効果を発揮しました。その作用メカニズムとしては、

1 グリップを握ると、強い反発力のため指が押し返され、手にスペースができる。

2 屈筋が緩み伸筋も緊張が解ける（屈曲反射が弱まる）。

3 強く握れば握るほど強い反発力を生むので、リズミックな（握ったり緩んだりする）手の動きが起こる。その結果、自然な感覚入力が脊髄や脳に入る。

4 Ⅰb神経が活性化され、Ⅰa神経や α-及び γ-運動神経の活動が下がる。

5 脊髄反射や脳幹や脳を介する回復機構が働く。

これらによって、感覚系と運動系の連関、手と顔や口領域の連関、大脳辺縁系の活性

図7

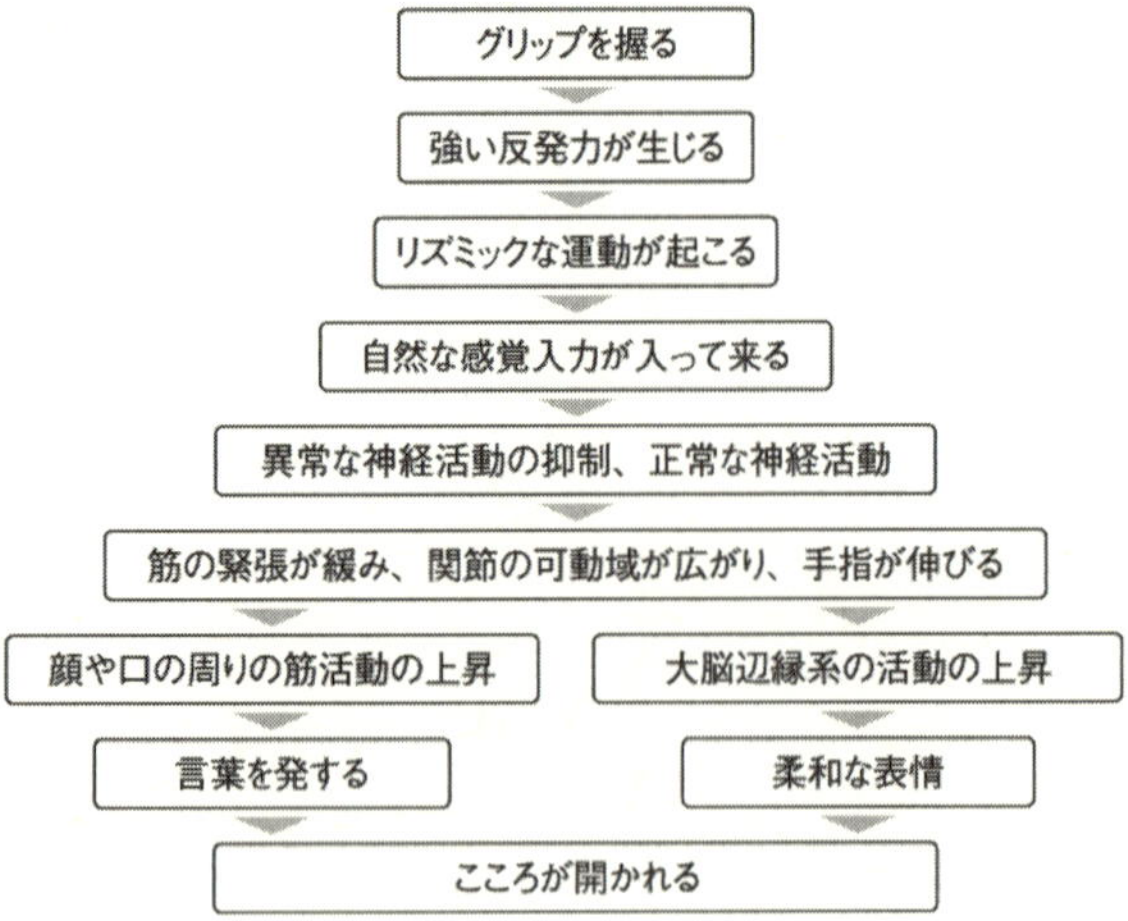
グリップを握る
強い反発力が生じる
リズミックな運動が起こる
自然な感覚入力が入って来る
異常な神経活動の抑制、正常な神経活動
筋の緊張が緩み、関節の可動域が広がり、手指が伸びる
顔や口の周りの筋活動の上昇
大脳辺縁系の活動の上昇
言葉を発する
柔和な表情
こころが開かれる

化や言語中枢の活性化が起こってくると考えられます（図7）。

まとめ

世界一の超少子高齢社会となった今日、高齢になっても健康に余生を過ごすことができるか？　どうすれば認知症にならないか？　どうすれば認知症の発症を遅らせることができるか？などは、個人的にも社会的にも、もっとも大きな関心事であり課題です。

国や地域におけるいろいろな対策や制度設計が必要となりますが、何よりも大事なことは、当事者個々人の心構えと生活習慣を改める努力であるといえるでしょう。

本章では、脳の特性、認知症、脳の活性化、生活習慣の大切さ、運動すること、とくに手、足、口をよく使うことの大切さ、そして高反発力クッショングリップの驚くべき効果と拘縮の新しい治療への応用について述べました。

私たち生体が持ち備えている再生・再建能力にはすばらしいものがあります。脳はいくつになっても、いつでも私たちの努力に反応してくれるのです。したがって日頃から脳を刺激し活性化させるような生活習慣に努めましょう。

参考文献

1 Sperling RA, Aisen PS, Beckett LA et al. Toward defining the preclinical stages of Alzheimer's disease. Alzheimer and Dementia 7 280-292 2011

2 西野仁雄　死ぬまでボケない10の習慣　ＰＨＰ文庫　2012

3 Rosenzweig MR, Bennet EL and Diamond MC. Brain changes in response to experience. Sci Amer 226 22-30 1972

4 Volkmar FR and Greenough WT. Rearing complexity affects branching of dendrites in the visual

cortex of rat. Science 176 1445-1447 1972
5 Urakawa S, Hida H, Masuda T et al. Environmental enrichment brings a beneficial effect on beam walking and enhances the migration of doublecortin-positive cells following striatal lesions in rats. Neuroscience 144 920-933 2007
6 Horstman J. Healthy Aging Brain. Sci Amer Jossey-Bass 2012
7 白木基之、山内智之、浦川　将　et al. 3-D 高反発力クッション上での足踏みは前頭葉の血流を増加させる　日本生理学雑誌　S227 2013
8 山内智之、白木基之、浦川　将　et al. ポリエチレン繊維からなるクッションを持続的に握ると脳梗塞後の手の拘縮および筋緊張が速やかに改善される　日本生理学雑誌　S150 2013
9 西野仁雄　手指の運動はこころを開く　情動と運動　朝倉書店　近刊
10 西野仁雄　高反発力クッショングリップを間欠的に握ると手、腕、顔面の皮膚温が上がり、筋活動が盛んになり、前頭葉の血流が増える　日本生理学雑誌　S200 2014

認知症にならないための生活スタイル

大同病院研修センター総合内科部長　小鹿幸生

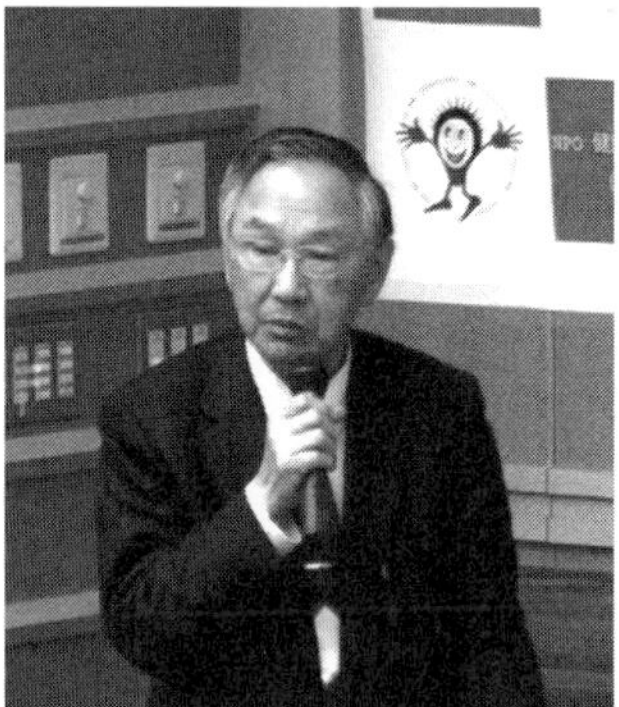

はじめに

日本の認知症患者数が四百六十二万人で、六十五歳以上の高齢者の十五パーセントに相当するとの推計が報告されました（文献1）。今後人口の高齢化がますます進行するので、将来はさらに認知症患者が増えることは間違いありません。

わが国における認知症の内訳は、約七十パーセントが原因不明のアルツハイマー型認知症（ＡＤ）で、約二十パーセントが脳卒中に続いて起こる血管性認知症です（文献2）。もっとも多いＡＤは九十五パーセント以上が遺伝とは関係なく発症し、初期の症状は新しい事柄を覚えることができず、思いだすことができない物忘れの症状だけです。このような記憶障害になると、ものの置き忘れが起こり、買い物に出かけても何を買ってくるかを忘れ、いつも同じものを買ってくるようになります。

初期には日常生活に支障がない時期が数年続きます。これを軽度認知障害（ＭＣＩ）といいます。やがて、日時や季節などがわからなくなる見当識障害や計算障害が加わって生活に支障が出て、初めて認知症（ＡＤ）と診断されます。

図1　アルツハイマー型認知症の経過と中核症状・周辺症状

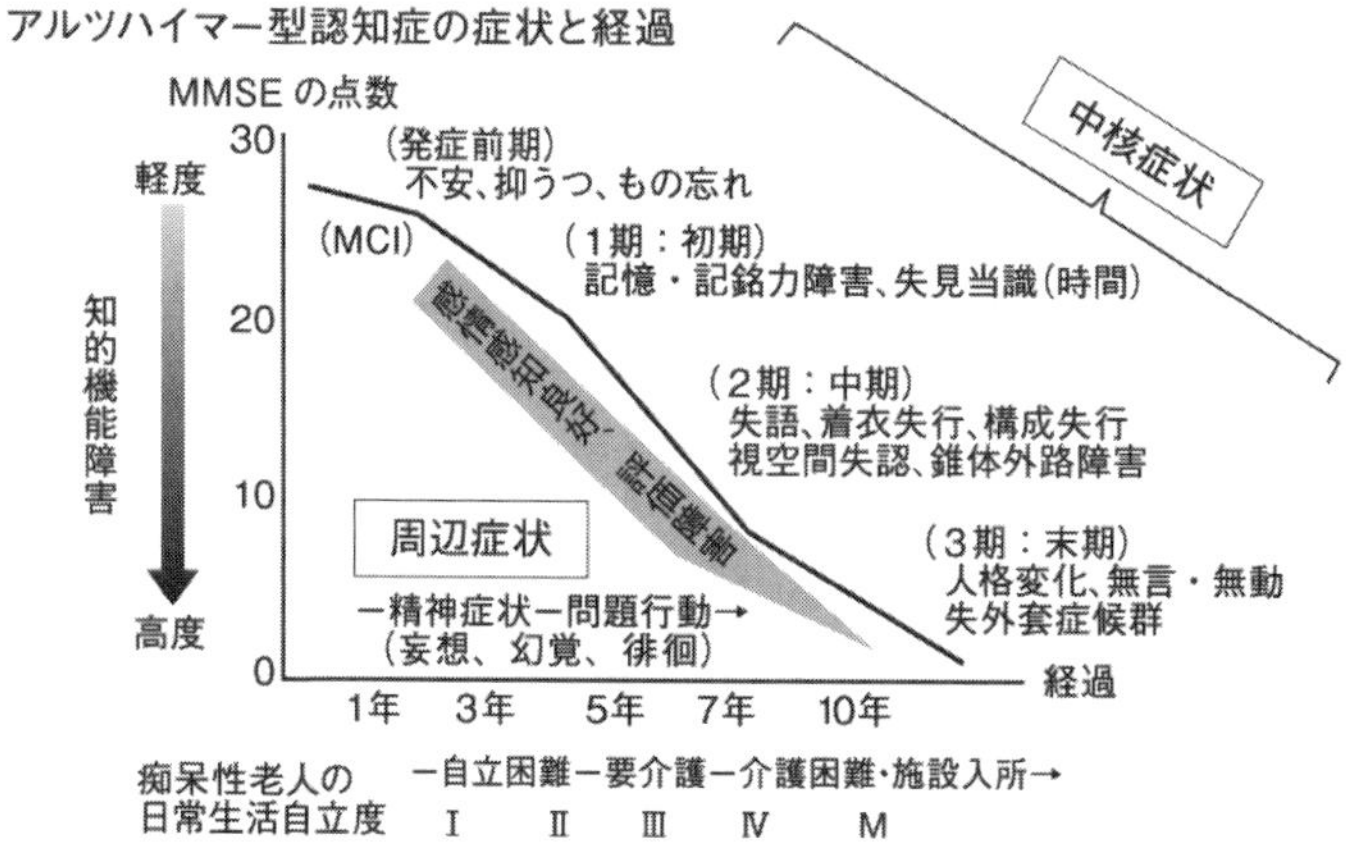

中心となる症状（中核症状）は第1期の記憶障害と見当識障害のみの時期、次いで失語症や失行、失認などが加わる第2期、次いで運動障害が加わり寝たきりとなる第3期に順次進行する。一方妄想や幻覚、徘徊、興奮などの症状は全患者に認めることはなく、出現時期も一定しない。

認知症

認知症は、症状の軽重によって以下のステージに分けられます。

記憶障害が認められ、見当識障害と計算障害のみで、生活障害がまだ深刻でない時期は、軽症認知症（ADの1期）と呼ばれ、約三〜五年間続きます。

次いで言語障害（失語症：聞いたことが理解できない、思う事が言えない）や失行（行動障害：衣服を着ることができない、うまく歯ブラシを使えない）、失認（顔見知りの人の顔を間違える、塵箱をトイレと間違える）が相次いで出現し、生活困難が進行し、介護がないと生活できなくなります。このような時期を中等症認知症（ＡＤ２期）と呼び、約三～五年続きます。

次いで運動障害も出現し、手足の運動不全とともに嚥下運動も障害されるようになります。このような時期を重症認知症（ＡＤ３期）と呼び、約三年前後続きます。最後には寝たきりとなり、誤嚥性肺炎などを合併して全経過約十年で亡くなります。

記憶障害、失語、失行、失認などは、すべてのＡＤ患者さんに認められることから、中核症状と呼びます。一方、幻覚や物取られ妄想、徘徊なども出現しますが、これらの症状は一部の患者さんにしか認められず、出現する時期も一定しないことから、周辺症状と呼びます（図１）。

○ドア鍵の暗証番号を忘れて家に入れなかった主婦

患者さん：六十一歳、女性、主婦

主な訴え：物忘れ

現在の症状：

五年程前より兄弟と、「もめごと」がありストレスが多かった。しかし、この「もめごと」も一年余りで解決し、ストレスもなくなっていた。三年程前から徐々にものの忘れが現れ、だんだんひどくなり、ものを置き忘れることが多くなった。最近では季節感も消失し、季節が変わっても同じ衣類を着るようになっていた。二週間前に買い物から帰ったとき、家のドア鍵の暗証番号を忘れ家の中に入れず、夜、夫が帰宅するまで玄関の前で待っていた。驚いた夫に連れられ来院した。

理学的検査：

一般的身体検査では、心臓、肺、腹部に異常はなく、神経学的検査においても意識や運動系、知覚系、自律神経系などに異常はなく、異常運動なども認められなかった。

簡易高次機能検査（認知症検査）：

年、月、日や季節など新しい記憶（短期記憶）に関係する見当識が障害されているが、自分の住んでいる県、市、病院名や地方の名前など、古い記憶（長期記憶）に関係する見当識は全く障害されていない。三つの物品名をオウム返しに言うこと（瞬時記憶）もできた。

しかし、二分程経ってから尋ねると、全く覚えていなくて、思い出せない（短期記憶障害、新しい記憶が作れない）。100から7を順番に引き算してもらうと、100－7＝93は

図2　簡易高次機能検査（MMSE; Mini-Mental State Examination）

新しい記憶に基づく見当識	今年は何年	0/1	物品名３個（直後）	3/3	短期記憶障害
	今日は何曜日	0/1	100−7	1/5	
	今日は何月	0/1	物品名３個（想起）	0/3	
	今日は何日	0/1	命名（物品）	2/2	
	今の季節は	0/1	文章の復唱	1/1	
	ここは何階	0/1	３段階の命令	3/3	
古い見当識	ここは何県	1/1	読書理解（簡易）	1/1	
	ここは何市	1/1	文書書き	1/1	
	ここは何病院	1/1	図形模写	1/1	
	ここは何地方	1/1	合計得点	17/30	W. M.

本検査から短期記憶障害（新しい記憶が出来ない）と新しい記憶に基づく見当識障害、計算障害が伺われるが、失語症や失行、失認や失行は認められない。

答えられるが、これ以上の引き算は引く数字を忘れて、できない。

　一方、物の名前（失語、失認の検査、後頭葉機能検査）や五文節からなる言葉のオウム返し（失語症の検査、前頭葉や側頭葉の機能検査）、三段階の命令に従って行動する動作（失行の検査、前頭葉や頭頂葉の機能検査）、読書や文章書き（頭頂-後頭葉の機能検査）、やや複雑な図形の模写（後頭葉の機能検査）などの検査においては、障害は認められなかった（図2）。

　来院時に実施した頭部ＭＲＩ検査では、両側側頭葉内側面の海馬領域が著しく萎縮していたが、前頭葉や後頭葉

図3　頭部MRI検査

MRI画像（大脳の海馬の萎縮）

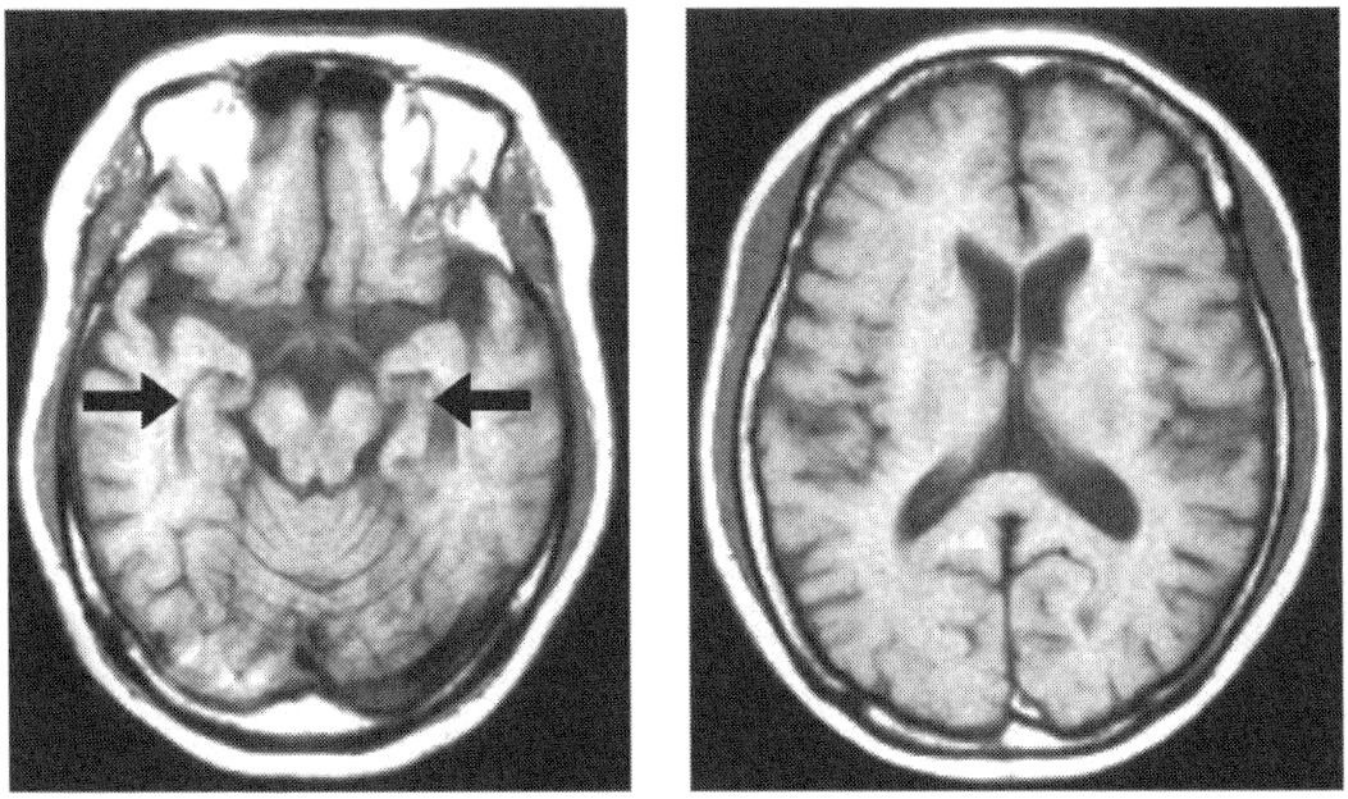

61歳患者の側頭葉内側面の海馬領域（矢印）が著明に萎縮を示すが、他の部位の萎縮は比較的軽度。

などの萎縮は軽かった（図3）。

診断：

この患者さんは、高次機能検査で、短期記憶障害と見当識障害、計算障害のみを示し、他の高次機能障害がなかった。またMRI画像検査で側頭葉内側面の萎縮が認められ、日常生活に支障をきたした（家に入れなかったなど）ことから、第1期の軽症ADと診断された。

アルツハイマー型認知症（AD）でわかっていること

このような軽症のAD患者さんで亡くなられた人の脳を調べると、脳の側頭葉内側面にある海馬の神経細胞の数が、健康な同年齢の人に比べて約半分にまで減少し、海馬近辺の神経細胞には神経原線維変化と呼ばれる異常な蛋白質の蓄積が認められたり、顆粒を含む空胞が認められたり、異常な蛋白の凝集体（平野小体）が認められたりします。

また、前頭葉や頭頂葉など脳のいろいろな部位に、老人斑（脳のシミ）が認められます。老人斑は、中心に三十数個のアミノ酸から作られたペプチドの凝集体（アミロイド）をもっています。

さらに、脳の前底部の大脳基底野と呼ばれる部位の、コリン作動性神経細胞の数が著しく減少しています（文献2）（図4、5）。この神経細胞は、その線維を脳の広い部位に送り、その末端からアセチルコリンを分泌し、記憶、覚醒、注意などの働きになくてはならないものです。

こうした障害のうち、海馬およびその近くに現れる神経原線維変化の広がりと認知症の重症度とは密接に関連しますが、老人斑の数の多さと認知症の重症度とは関係しないことが判ってきました（文献2）（図5）。

大脳基底野のコリン作動性神経細胞が早期から減少し、これが認知症の一因と考えら

図4　アルツハイマー病患者の脳の変化（1）

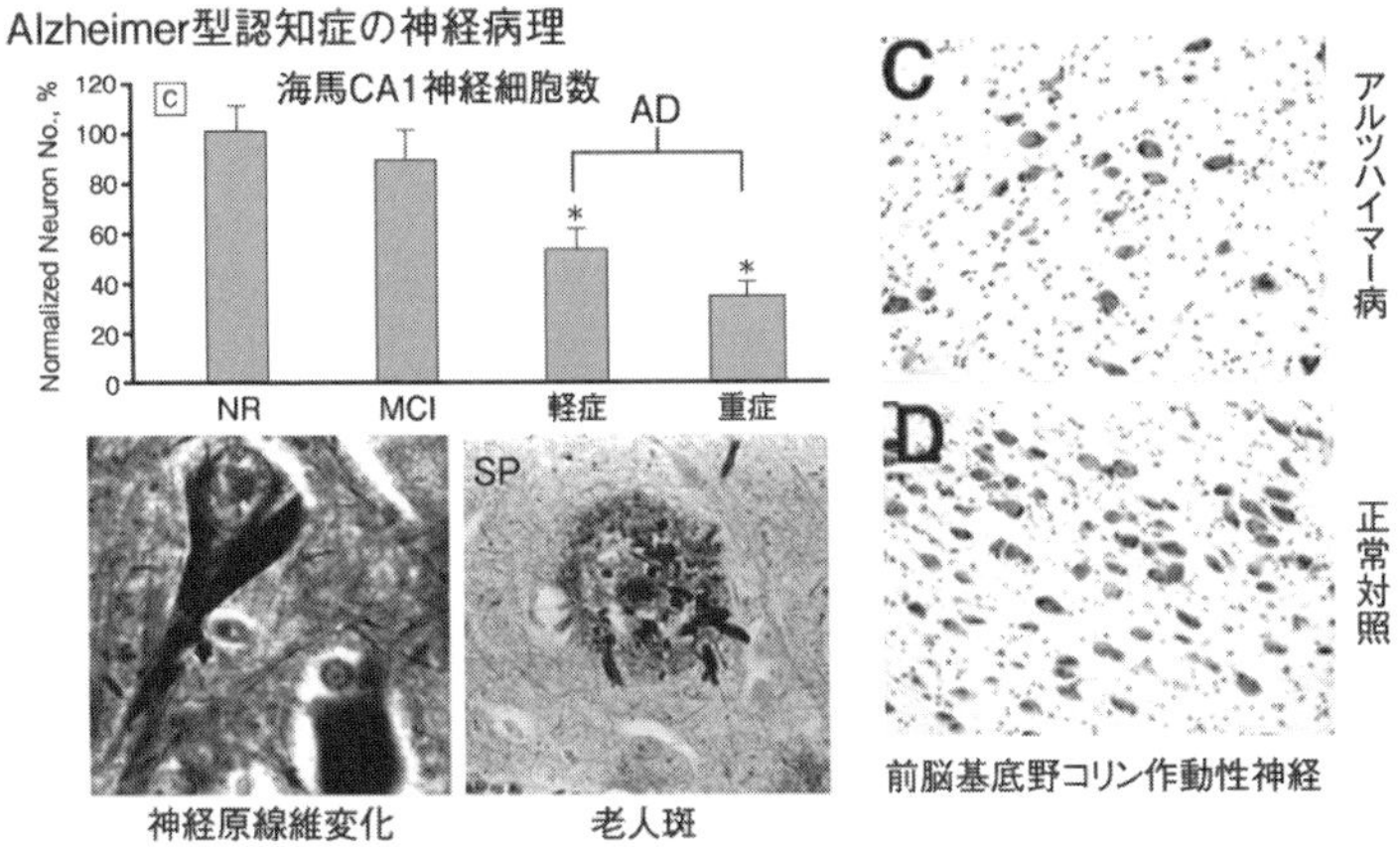

軽症のＡＤ患者さんの海馬では神経細胞の数が、正常者の半数に、また海馬の神経細胞に異常な蛋白質の蓄積（神経原線維変化）が認められる。大脳皮質の多くの部位、特に前頭葉などに、腫大した神経線維などに囲まれた断片化した蛋白の塊をもつ老人斑が認められる。また、海馬や大脳皮質にアセチルコリンを分泌する神経線維を送る神経細胞の集まり（前脳基底野コリン作動性神経）で神経細胞数が著明に減少している。

れることから、現在、脳内のアセチルコリンを増やす薬剤が治療として使用されています。そして、一定の効果をあげていますが、これらの薬剤は一時的に症状を改善するだけで、決して病気の進行を止めたり、脳内の病変をなくしたりするわけではありません。

一方、老人斑の中心にあるアミロイドの本体が明らかにされてから、老人斑についての研究が飛躍的に進歩し、あたかもＡＤの全容が解明されたかのような多くの報告があります。しか

図5　アルツハイマー病患者の脳の変化（2）

アルツハイマー病の重症度と神経原線維変化の広がり（Braak H et al, J Neurral Transm Suppl, 98）

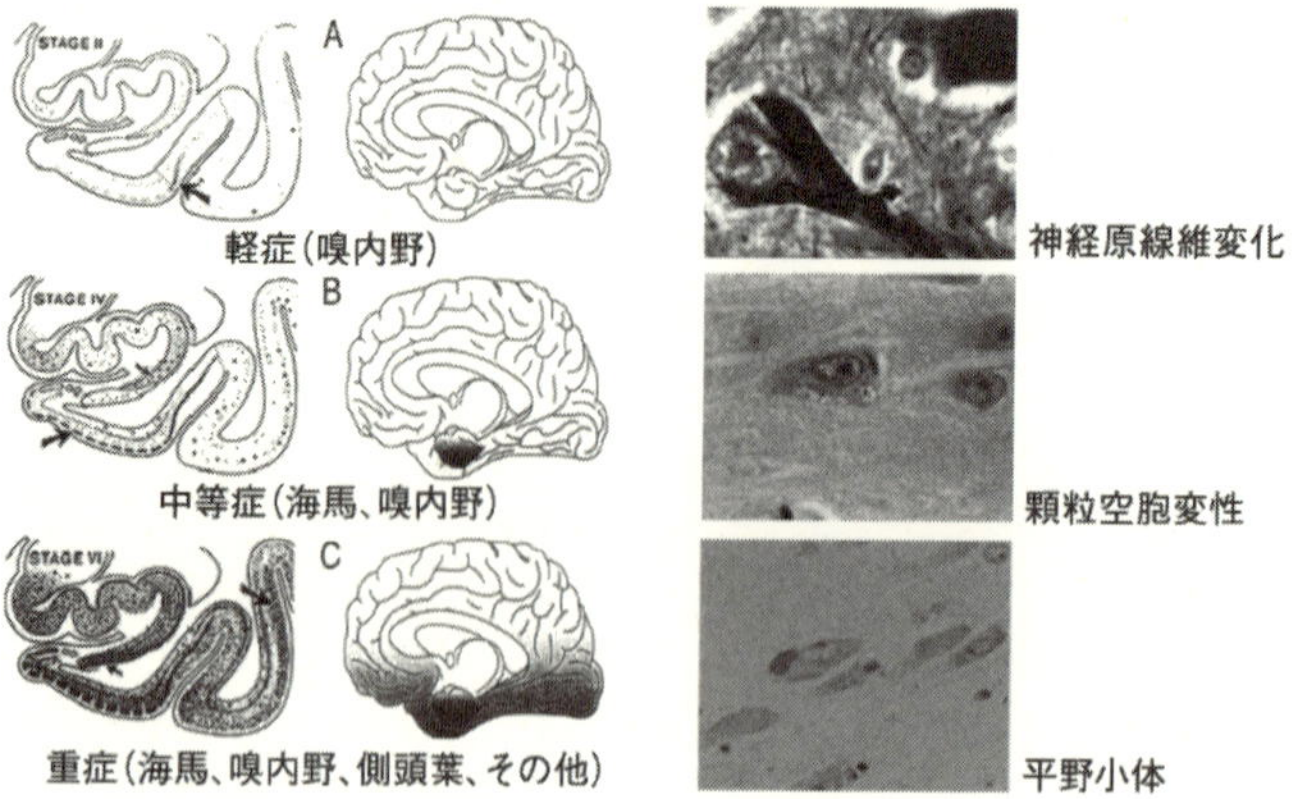

海馬領域に出現する神経原線維変化の広がりとＡＤの認知症の程度は密接に関連することが証明されている。また、海馬近傍には神経原線維変化のみならず、神経細胞に顆粒を持った空胞（顆粒空胞変性）や神経細胞や神経線維の小さな蛋白の塊（平野小体）が出現する。

し、その原因や病態はまだよくわかっていないといっても過言ではありません。

確かに数パーセントを占める家族性（遺伝性）のＡＤによる遺伝子異常は、いずれもアミロイド産生に関係する遺伝子ですが、大半を占める非遺伝性ＡＤの原因がアミロイドの過剰産生であるとする直接的な証明はされていません。アミロイド産生異常はＡＤの一連の異常の一つに過ぎないと思われます。

脳の様々な神経活動（アミロイド産生異常を起こす神経活動を含

む）が引き金になって海馬近傍の化学的・構造的な異常が起きると考えられます。しかし、次のような疑問は解決されていません（文献２）。

(1) どのような神経活動や異常が海馬の障害を起こすのか。
(2) なぜ海馬の神経細胞に神経原線維変化や顆粒空胞変性、平野小体が出現し神経細胞数が減少するのか。
(3) どのようなメカニズムで前脳基底野のコリン作動性神経が早期から減少するのか。
(4) なぜ症状が時間とともに進み、病変が全脳に広がっていくのか。

私たちの研究の経緯—海馬で作られる神経栄養因子—

ここで、脳のＡという部位の神経細胞の線維が、Ｂという部位の神経細胞にシナプスをつくっていることを考えてみましょう。

このとき、Ａの神経細胞の線維の末端から神経伝達物質や栄養因子が分泌されて、Ｂの神経細胞を活性化します。一方逆に、Ｂの神経細胞からも何らかの物質が分泌され、神経線維の末端から取り込まれ、線維内を逆に運ばれて、Ａの神経細胞体を活性化することが良く知られています。

図6　海馬可溶性成分のコリン作動性神経発育促進効果

海馬組織にコリン作動性神経を活性化する成分を発見

海馬由来コリン作動性神経刺激因子(HCNP)と命名、その関連たんぱくも同定した(Ojika K et al, 1984, 1992)

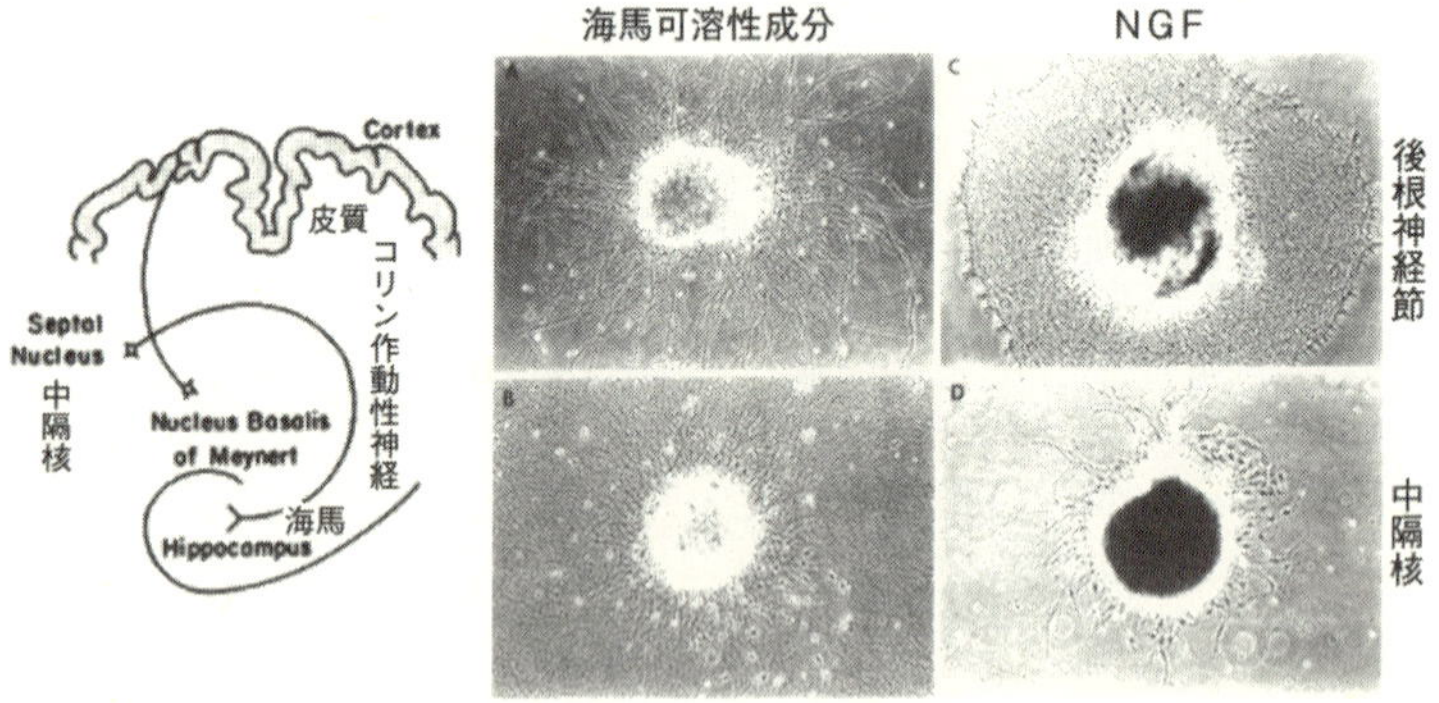

前脳基底野（中隔核）から大量のコリン作動性神経を海馬に送り、記憶を作るのに重要な役割を果たしている。この海馬組織から抽出した成分（海馬可溶性成分）は特異的に中隔核の神経細胞の発育を促進して活性化する（B）。ＮＧＦ（神経成長因子）は後根神経節（C）には作用するが、中隔核組織（D）には作用しない。

神経細胞同士は、シナプスを介して活動（信号）を伝えるとともに、互いに栄養因子を出し合って、活性化し合っているのです。

このように神経系には、神経細胞と神経細胞が線維で結ばれ（シナプスをつくり）機能を発揮することから、神経細胞同士のつながりを強固にする複雑な化学的仕組みが存在しているのです（文献2）。

一九七〇年代からＡＤ患者の脳では、コリン作動性神経が早期から障害を起こし、前脳基底野のアセチルコリン産生細胞数が減ることが指摘されていました（文献3、

４)。これは、ＡＤではアセチルコリン産生細胞に対する何らかの栄養物質が減少していることを示唆します。

前脳基底野（ラット中隔核）に存在するコリン産生細胞は、海馬の神経細胞に大量の神経線維を送り、アセチルコリンを分泌して（図６）、海馬の神経細胞を活性化していま す。その結果、記憶などの海馬の働きが上手く保たれているのです。

そこで私たちは、⑴海馬の神経細胞でつくられ分泌される何らかの特殊な物質が、アセチルコリンを分泌する神経線維に働きかけて、前脳基底野のコリン作動性神経細胞の生存を促していること、⑵ＡＤではこの海馬の物質が減少して、前脳基底野のコリン作動性神経細胞の活性度が下がり、細胞が減少しているのではないかと考え、研究を続けました。

次項では、私たちが見つけた、ＡＤの予防に関係する可能性をもつ物質（海馬でつくられる栄養因子）を、紹介しましょう。

海馬由来神経刺激ペプチド（ＨＣＮＰ）

私たちは、まず神経の組織培養法を用いて、前脳基底野のコリン作動性神経細胞を活

図7　海馬由来コリン作動性神経刺激因子（HCNP）とAD

ＡＤ海馬ではＨＣＮＰ遺伝子発現が低下している（ＨＣＮＰ関連蛋白が減少している）

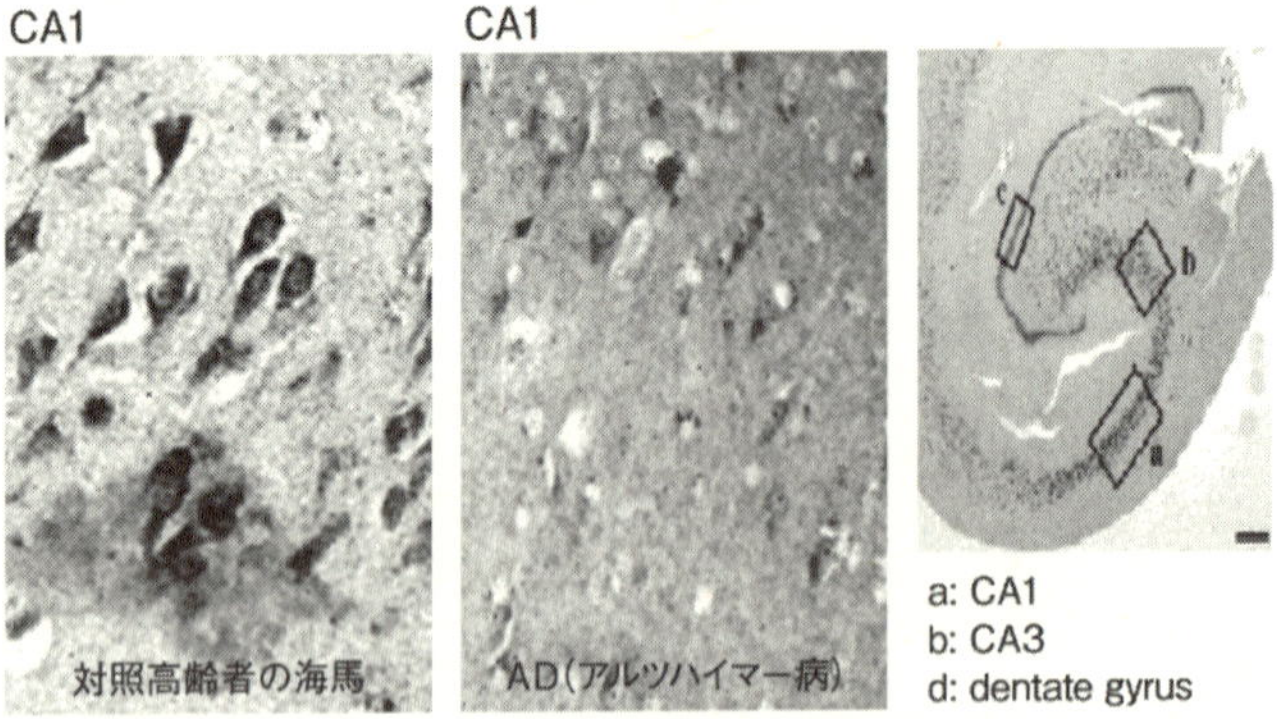

Maki M, Ojika K, et al., J Neuropathol Exp Neurol, 61; 176-185, 2002

人の脳の海馬の神経細胞（錐体細胞）におけるＨＣＮＰ前駆蛋白の遺伝子発現（蛋白質を作るための遺伝子の活性化）を検討した。対照高齢者の神経細胞内では多くのＨＣＮＰ前駆蛋白の遺伝子が活性化している（活性化した細胞は黒く染まっている）が、ＡＤの海馬では残存神経細胞でも活性化が極端に減少している（黒く染色されていない）

性化する特異な物質が、確かに海馬組織に存在することを見出しました（文献５）（図６）。そして、この物質を単離・精製して、構造を決定することに成功しました。この物質はこれまでに知られていない物質であったことから、海馬由来神経刺激ペプチド（ＨＣＮＰ：Hippocampal Cholinergic Neurostimulating Peptide）と命名しました。

その後、この物質の産生や分泌の仕組み、関連遺伝子の活性化機構など、生物学的意義について検討しました。その結果、ＨＣＮＰ

は記憶の形成に大変重要な役割を果たし、ＡＤの発症に密接に関係していることが明らかになりました（文献6）。

ここでは詳細を述べませんが、ＡＤにおいて、海馬に認められる様々な病変の発生過程に、ＨＣＮＰやその関連蛋白が深く関係していることが、最近明らかになりました。

私たちの基礎的研究を受けて、海外で、様々な神経症状や生活習慣とＨＣＮＰおよびＨＣＮＰ関連蛋白（リン酸化エタノールアミン結合蛋白質：ＰＥＢＰとも呼ばれる）との関係の研究が、盛んに行われています。

一方私たちは、ヒトのＡＤでＨＣＮＰ関連遺伝子の活性化が低下している（図7）ことを報告しましたが（文献7）、他の研究者たちは、家族性ＡＤ患者の異常遺伝子を作用させて作ったモデル動物においても、海馬神経細胞のＨＣＮＰ遺伝子の活性化が低下していることを報告しました（文献8）。

これらのことからＨＣＮＰを増加させたり、減少を防いだりする生活習慣・生活スタイルがＡＤ発症の予防になると考えられます。

認知症にならないための生活スタイルとは

次に認知症の誘引因子とHCNP関連蛋白の関連性について、現在までに明らかになっている研究結果を紹介しましょう。

(1) ストレスとHCNP関連蛋白

耳や目などからの感覚情報はそれぞれの大脳皮質感覚中枢に入ります。このとき記憶を必要とする情報は海馬に送られ、コリン作動性神経などの調節を受けながら、海馬のグルタミン酸神経が長期間興奮して、記憶を保持しています。

このように、記憶を作るには、海馬でのグルタミン酸神経がいろいろな調節を受けながら適切に興奮することが必要です。

しかし、各種のストレスが加わると血中の副腎皮質ホルモンが増加し、海馬のグルタミン酸神経が異常に興奮することが知られています（文献9）。このようにストレスは、視床下部-下垂体-副腎系を刺激して、種々のホルモン分泌に影響を与えるとともに、副腎皮質ホルモンの分泌を増加させるのです。

培養した海馬の神経細胞に副腎皮質ホルモンを直接作用させたり（文献10）、ラットに副腎皮質ホルモンを慢性的に投与したりすると（文献11）、海馬神経細胞のＨＣＮＰ関連蛋白の産生量が減少することもわかってきました。

一方、ラットに拘束ストレス（ラットを筒の中に入れ動けなくする）を加えると、海馬のＨＣＮＰの遺伝子の活性化が減少して、ＨＣＮＰ関連蛋白の産生が減少することが報告されました（文献10）。また、うつ病の治療薬をラットに投与すると、海馬のＨＣＮＰ関連蛋白が増加することが報告されています（文献12）。

このように、ストレス（精神的負荷）となる環境にさらすことは、副腎皮質ホルモン分泌を増やし、海馬でのＨＣＮＰ関連蛋白質を減少させることから、このような環境に陥らならないようにする努力が大切です。

さらに、これらの研究は、ストレスによりうつ状態となった際には（老人性うつ病）早期に薬物治療を実施することで、減少したＨＣＮＰ関連蛋白を増加できる可能性を示唆しています。

(2) 低酸素状態とＨＣＮＰ関連蛋白

脳卒中（脳血管障害）、とくに脳梗塞後に認知機能障害がしばしば認められます。

脳卒中により、記憶や判断に関係する脳組織が直接損傷を受けた際には、認知機能障害が発作後の比較的早期から後遺症として残ることは理解できますが、このような例は稀です。

多くは脳卒中発症後しばらく時間をおいてから認知機能障害が発生したり、小さな脳梗塞が繰り返し起こり、徐々に認知機能障害が発生したりすることが多いのです。しかし、このような認知機能障害がどのようなメカニズムにより起きるかはまだあまりよくわかっていません（文献13）。

ＨＣＮＰは、その元になる蛋白質（ＨＣＮＰ関連蛋白質）が切断されて作られますが、この元になる蛋白質はリン酸化エタノールアミン結合蛋白質（ＰＥＢＰ）とも呼ばれています。

ラットを高度七千五百メートルと同程度の酸素欠乏状態に五日間おくと、大脳皮質のＰＥＢＰ（ＨＣＮＰ関連蛋白質）が半減することが報告されました（文献14）。

脳の低酸素状態は、人の脳梗塞や慢性の脳循環不全状態と同じですので、このような脳循環不全状態が、脳内のＨＣＮＰや関連蛋白を徐々に減少させて、認知障害を起こす可能性が高いと思われます。

図8　動脈硬化

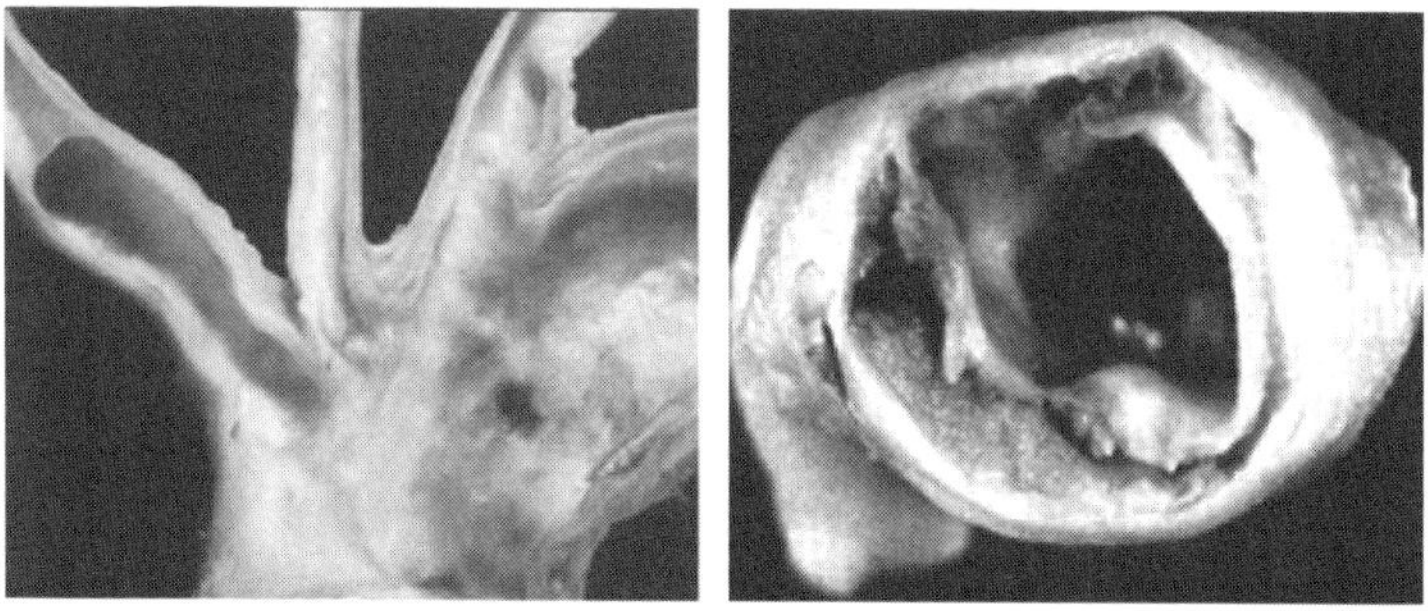

血管の動脈硬化が進むと、血管の内径が細くなり内面が破壊される。糖尿病や高脂血症は脳に至る太い血管の動脈硬化を促進し、高血圧症は脳内の細い血管の動脈硬化を起こし、脳内の循環不全を起こす。

脳梗塞や慢性の脳循環不全は、脳内や脳に至る血管の動脈硬化（図8）によって引き起こされますが、脳に至る太い血管の動脈硬化は高脂血症や糖尿病で、一方、脳内の細い血管の動脈硬化は高血圧症によって起きることが知られています。

したがって、動脈硬化をきたさないような生活習慣が認知症を予防することにつながります。

糖尿病、高脂血症、高血圧などは生活習慣病と呼ばれ、認知症の誘因になります。これらの予防や治療において大切なことをまとめてみましょう。

食事療法

糖尿病の人はまず間食を止め、少しカロ

リーを減らす努力をする。高脂血症の人は卵類や卵を多く含む食品、イカやエビなどコレステロールの多い食事を減らし、野菜を多く摂取する。また高血圧の人は減塩を心がける。

運動療法

糖尿病の人は摂取したカロリーを消費するために、高脂血症の人は中性脂肪を消費するとともに、善玉コレステロールを増やすために、高血圧の人は血管を拡張させ血圧を下げるために、運動することが必須です。できれば食前の運動がよいと考えられています。

薬物療法

生活習慣病の治療薬の研究開発が非常に進み、少量でそれぞれの疾患に確実に効果のある薬剤が実用化されています。専門医に相談されることをお勧めします。

さらに、動脈硬化が進むのを防ぎ、脳梗塞の発症や再発を防ぐには、次の事柄に留意することが肝要です。

禁煙する

たばこに含まれるニコチンは脳の血管を収縮し、血流を減少させます。

汗をかいたら飲水する

汗をかくと体から水分が少なくなり、血管内の水分も減少し、血液の粘度が高まり血管に血液が詰まりやすくなります。

寝る前には飲酒しない、酔いを醒ましてから床につく

アルコールの生理作用として発汗作用、利尿作用、睡眠作用があります。飲酒すると汗をかき、頻回に排尿し体から水分がなくなり、血液の粘度が高まります。睡眠中は血圧が下降し、熟睡中に人の血圧は最低になります。酔ったまま眠ると体から水分が少なくなったこと、睡眠作用で熟睡すると血圧が非常に下がることから、動脈硬化をきたしている血管に粘り気が強くなった血液が詰まり、起床時に手足などの麻痺に気付くことになります。脳梗塞の六十パーセントは起床時に発見されます。

再発予防薬を内服する

脳梗塞による認知機能障害は、繰り返し脳梗塞を起こしているうちに発症することを先に書きましたが、脳梗塞の再発を予防する各種の薬が開発されていますので、脳梗塞にかかったら再発を防ぐ薬剤を適切に内服することが大切です。

(3) 中毒とＨＣＮＰ関連蛋白

アルコール中毒や麻薬の常習者が認知障害をきたすことが古くから知られていますが、その詳細なメカニズムはわかっていません。

ラットに慢性的にアルコールを与えると、脳内でカルボン酸の付いた異常なＨＣＮＰ関連蛋白が増加します（文献15）。

一方、メタアンフェタミン（麻薬）の急性中毒を起こすと、海馬組織でＨＣＮＰ関連蛋白が減少すること（文献16）などが報告されています。このようなことを考えると、飲酒は適量にし麻薬類には手を出さない生活習慣が、認知症を防ぐためにも重要と思われます。

(4) 運動とＨＣＮＰ関連蛋白

認知症を防ぐために運動が大切であるといわれ、世界的に運動とアルツハイマー病の予防に関する研究が行われています。

ラットを、運動制限群、自由にトレッドミルで運動させる群、さらに強制的にトレッドミルで運動させる群の三群に分け、十八か月間にわたり観察し、海馬で各種蛋白の動きを観察したところ、ＨＣＮＰ関連蛋白量は、自由にトレッドミル運動をさせた群でもっとも多かったことが報告されました（文献17）。

この報告から、運動をせず安静にしていると海馬のＨＣＮＰ関連蛋白は増加しないこと、さらに運動を強制してストレスを持続的に与えると、海馬のＨＣＮＰ関連蛋白量は自由に運動をさせた群の約六十パーセントに減少することが示されています。

このようなことから、海馬でのＨＣＮＰ関連蛋白を増やし、認知症を予防するには、運動をすることが大切ですが、苦痛にならない程度に楽しみながら運動をすることがより大切です。

まとめ

この章では、記憶、認知症、海馬の神経栄養因子（ＨＣＮＰ）、認知症にならないための生活スタイルなどについて述べました。

脳の働きを活発にするか、しないかは各個人の責任です。脳は大変柔軟な臓器ですので、心がければ、いくつになっても脳を若く元気に保つことができるのです。

右で述べた(1)～(4)のような生活スタイルを日頃から心がければ、認知症の予防やその発症を遅らせることにつながると考えられます。

参考文献

1　厚生労働科学研究費補助金　認知症対策総合研究事業、総合研究報告書　2011　研究代表者　朝田　隆

2　小鹿幸生：第3章中枢神経疾患治療の現状とメヂカルニーズ、第1節　アルツハイマー病　山脇良平企画編集　各疾患領域の治療の現状とメディカルカルニーズ DATA BOOK　東京　技術情報協会　2010　p269-282

3　Davies P, Maloney AL, Selective loss of central cholinergic neurons in Alzheimer's disease, Lancet II,1403 (1976)

4　Whitehouse PJ, Price DL, Clark AW, Coyle JT, DeLong MR, Alzheimer disease: evidence for selective loss of cholinergic neurons in the nucleus basalis, Ann Neurol, 10, 122-126 (1981)

5　Ojika K, Appel SH: Neurotrphic effects of hippocampal extracts on medial septal nucleus in vitro. Proc Natl Acad Sci USA, 81: 2567-2571, 1984

6　Ojika K, Mitake S, Tohdoh N, Appel SH, Otsuka Y, Katada E, Matsukawa N, Hippocampal cholinergic neurostimulating peptides (HCNP), Prog Neurobiol, 60, 37-83 (2000)

7　Maki M, Matsukawa N, Yuasa H et al. Decreased expression of hipocampal cholinergic neurostimulating peptide precursor protein mRNA in the hippocampus in Alzheimer's disease. J

Neuropathol Exp Neurol,61(2):176-185:2002.

8 George AJ, Holsinger RM, McLean CA, et al. Decreased phosphatidylethanolamine binding protein expression correlates with Abeta accumulation in the Tg2576 mouse model of Alzheimer's disease. Neurobiol Aging 27(4): 614-23, 2006

9 Popoli M, Yan Z, McEwen B et al. The stressed synapse: the impact of stress and glucocorticoids on glutamate transmission. Nat Rev Neurosci, 13(1):22-37, 2013

10 Kim HG, Kim KL. Decreased hippocampal cholinergic neurostimulating peptide precursor protein associated with stress exposure in rat brain by proteomic analysis. J Neurosci Res. 2007;85(13):2898-908.

11 Feldmann RE Jr, Maurer MH, Hunzinger C et al. Reduction in rat phosphatidylethanolamine binding protein-1 (PEBP1) after chronic corticosterone treatment may be paralleled by cognitive impairment: a first study. Stress. 2008;11(2):134-47

12 Khawaja X, Xu J, Liang JJ et al. Proteomic analysis of protein changes developing in rat hippocampus after chronic antidepressant treatment: Implications for depressive disorders and future therapies. J Neurosci Res. 2004 15;75(4):451-60.

13 Gorelick PB, Scuteri A, Black SE et al. Vascular contributions to cognitive impairment and dementia:

a statement for healthcare professionals from the American heart association/American stroke association. Stroke 2011; 42(9):2672-713.

14. Burgula S, Medisetty R, Jammulamadaka N et al. Downregulation of PEBP1 in rat brain cortex in hypoxia. J Mol Neurosci. 2010;41(1):36-47.

15 Singh AK, Gupta S, Jiang Y. Oxidative stress and protein oxidation in the brain of water drinking and alcohol drinking rats administered the HIV envelope protein, gp120. J Neurochem. 2008; 104(6): 1478-93.

16 Kobeissy FH, Warren MW, Ottens AK et al. Psychoproteomic analysis of rat cortex following acute methamphetamine exposure. J Proteome Res. 2008; 7(5):1971-83.

17 Chen WQ, Viidik A, Skalicky M et al. Hippocampal signaling cascades are modulated in voluntary and treadmill exercise rats. Electrophoresis. 2007; 28(23):4392-400.

執筆者紹介

福井壽男（ふくい　ひさお）

愛知学院大学歯学部卒業（1970年）。歯科材料学専攻。同校歯科理工学講座助手、講師を経て、1978年、米国カルホルニヤ大学サンフランシスコ校客員教授（1979年まで）。1979年、愛知学院大学歯学部助教授。2000年、豊橋技術科学大学客員教授（2003年３月まで）。200２年、愛知学院大学歯学部歯科理工学講座特殊基礎研究教授および大学院歯学研究科教授、口腔先端科学研究所第８ナノデンタルサイエンス部門長。1978年、新技術開発事業団より学術貢献賞（市村賞）、1995年、日本歯科理工学会論文賞、2003年、2004年、2012年、日本金属学会論文賞、2002年、2005年、日本金属学会技術開発賞受賞。著書に『明解歯科理工学』、『歯科材料と技術・機器の開発』、『コア歯科理工学』、『チタンの基礎・加工と最新応用技術』。

愛知学院大学大学院歯学研究科教授。NPO法人「健康な脳づくり」副理事長。

櫻井　孝（さくらい　たかし）

神戸大学医学部卒業（1985年）。医学博士を取得後、岡崎国立共同研究機構生理学研究所、米国ワシントン大学（シアトル）薬理学教室で神経科学の研究に従事。帰国後、神戸大学大学院医学系研究科老年内科（助手・講師）で認知症の臨床と研究を行う。2010年より国立長寿医療研究センター・もの忘れセンター（部長）。

2014年より、同もの忘れセンター長。NPO法人「健康な脳づくり」理事。

久保田　競（くぼた　きそう）

東京大学医学部卒業（1957年）。東京大学大学院生物系研究科第一基礎医学専門課程修了、医学博士。東京大学医学部講師、京都大学霊長類研究所助教授を経て、1973年同教授。1996年、日本福祉大学情報社会科学部教授。2004年、日本福祉大学大学院情報・経営開発研究科教授。

2008年より国際医学技術専門学校副校長。NPO法人「健康な脳づくり」理事。

西野仁雄（にしの　ひとお）

和歌山県立医科大学卒業（1966年）。同薬理学教室研究生、助手、金沢大学医学部協力研究員を経て、ニューヨーク州立大学リサーチアソシエート（1973年～75年）。1976年、富山医科薬科大学助教授（生理学）、1988年、名古屋市立大学教授（生理学）、同医学部長（2000年）、同学長・理事長(2005年)。1987年、Schmitt Symposium特別賞、2003年、第13回読売東海医学賞受賞。著書に『運動の神経科学』(NAP社)、『Mitochondrial Inhibitors and Neurodegenerative Disorders』(Humana Press)、『イチローの脳を科学する』（幻冬舎）、『イチローは脳をどう鍛えたか』（経済界）、『死ぬまでボケない10の習慣』（PHP文庫）など。

名古屋市立大学名誉教授。NPO法人「健康な脳づくり」理事長。

小鹿幸生（おじか　こうせい）

名古屋市立大学医学部卒業（1971年）。名古屋市東市民病院、瀬戸陶生病院で臨床研修後、名古屋市厚生院診療部医師、京都府立医科大学病理学教室研究員、名古屋市立大学医学部第二内科学教室助手（1977年）、ベイラー医科大学神経内科研究員、助教を経て、2001年、名古屋市立大学医学部に新設された神経内科学講座の初代教授に就任。同大学副学長・医療担当理事（2006年）。2012年、大同病院臨床研修センター・総合内科主任部長。

名古屋市立大学名誉教授、日本内科学会名誉会員。NPO法人「健康な脳づくり」理事。

＊本書は２０１３年12月15日に開催された市民公開講座での内容をもとに大幅に加筆してまとめたものです。

撮影（私たちの元気の秘訣）
有限会社エスティースタジオ　多和田詩朗
装丁・図版作成
株式会社アトリエ・ハル

認知症にならないために

２０１４年９月９日　初版第１刷　発行

編著者　ＮＰＯ法人健康な脳づくり

発行者　ゆいぽおと
〒４６１－０００１
名古屋市東区泉一丁目15－23
電話　０５２（９５５）８０４６
ファックス　０５２（９５５）８０４７
http://www.yuiport.co.jp/

発売元　ＫＴＣ中央出版
〒１１１－００５１
東京都台東区蔵前二丁目14－14

印刷・製本　モリモト印刷株式会社

ISBN978-4-87758-448-1 C2047

ゆいぽおとでは、
ふつうの人が暮らしのなかで、
少し立ち止まって考えてみたくなることを大切にします。
テーマとなるのは、たとえば、いのち、自然、こども、歴史など。
長く読み継いでいってほしいこと、
いま残さなければ時代の谷間に消えていってしまうことを、
本というかたちをとおして読者に伝えていきます。